Memorix
Kindernotfälle

Sönke Müller
Matthias Thöns

213 Abbildungen
223 Tabellen

Georg Thieme Verlag
Stuttgart · New York

*Bibliographische Information
der Deutschen Bibliothek*

Die Deutsche Nationalbibliothek verzeichnet diese Publikation in der Deutschen Nationalbibliographie; detailliertebibliographische Daten sind im Internet über http://dnb.d-nb.de abrufbar

Dr. med. Sönke Müller
Internist, Leitender Notarzt
Fischersberg 26
69245 Bammental
E-Mail: Soenke.Mueller@t-online.de
Internet: www.memorix-notfallmedizin.de

Dr. med. Matthias Thöns
Arzt für Anästhesiologie, Notfall- und Palliativmedizin, spezielle Schmerztherapie
Anästhesiepraxis Dr. Thöns & Müller-Berge GbR
Wiesenstraße 14
58452 Witten
E-Mail: thoens@web.de
Internet: www.Der-Schlafdoktor.de

Wichtiger Hinweis: Wie jede Wissenschaft ist die Medizin ständigen Entwicklungen unterworfen. Forschung und klinische Erfahrung erweitern unsere Erkenntnisse, insbesondere was Behandlung und medikamentöse Therapie anbelangt. Soweit in diesem Werk eine Dosierung oder eine Applikation erwähnt wird, darf der Leser zwar darauf vertrauen, dass Autoren, Herausgeber und Verlag große Sorgfalt darauf verwandt haben, dass diese Angabe **dem Wissensstand bei Fertigstellung des Werkes** entspricht.

Für Angaben über Dosierungsanweisungen und Applikationsformen kann vom Verlag jedoch keine Gewähr übernommen werden. **Jeder Benutzer ist angehalten,** durch sorgfältige Prüfung der Beipackzettel der verwendeten Präparate und gegebenenfalls nach Konsultation eines Spezialisten festzustellen, ob die dort gegebene Empfehlung für Dosierungen oder die Beachtung von Kontraindikationen gegenüber der Angabe in diesem Buch abweicht. Eine solche Prüfung ist besonders wichtig bei selten verwendeten Präparaten oder solchen, die neu auf den Markt gebracht worden sind. **Jede Dosierung oder Applikation erfolgt auf eigene Gefahr des Benutzers.** Autoren und Verlag appellieren an jeden Benutzer, ihm etwa auffallende Ungenauigkeiten dem Verlag mitzuteilen.

© 2009 Georg Thieme Verlag KG
Rüdigerstraße 14
70469 Stuttgart
Deutschland
Telefon: +49/(0)711/8931-0
Unsere Homepage: www.thieme.de

Printed in Germany

Zeichnungen: Dr. Michael und Christiane von Solodkoff, Neckargemünd
Umschlaggestaltung: Thieme Verlagsgruppe
Umschlaggrafik: Martina Berge, Erbach
Satz: Hagedorn Kommunikation, Viernheim, gesetzt aus 3B2
Druck: Druckhaus Götz, Ludwigsburg

ISBN 978-3-13-149251-7   1 2 3 4 5 6

Vorwort

Notfälle im Säuglings- und Kindesalter stellen mit ca. 5 % der Ereignisse im bodengebundenen Notarztsystem (im Luftrettungsdienst sind es mit 12 % deutlich mehr) relativ seltene Ereignisse dar, sodass kaum ein Notarzt eine ausreichende Routine in der Versorgung dieser Personengruppe vorweisen können wird.

Fast 90 % aller Notärzte beurteilen ihre bislang durchlaufene Ausbildung in diesem Bereich als unzureichend, mit der Folge, dass Kindernotfälle insbesondere durch die hohe emotionale Belastung sowohl für den Notarzt als auch für die Mitarbeiter des Rettungsdienstes die am meisten gefürchtetsten Einsätze sind.

Ähnliches gilt für das Ambulanzpersonal von „Nicht-Kinderkliniken", das aufgrund der nicht flächendeckenden Versorgung mit Kinderkliniken plötzlich dazu in der Lage sein muss, ein akut erkranktes Kind primär fachgerecht zu versorgen.

Dieses Buch möchte einen Beitrag zur Reduktion der Unsicherheit im Umgang mit Kindernotfällen leisten, zu einer Optimierung der Notfallversorgung beitragen und in bewährtem, kompaktem Memorix-Kitteltaschenformat vor allem eins tun: dem Helfer einen Rückhalt und eine Sicherheit vermitteln, die es ihm ermöglicht, das Bestmögliche für seine kleinen Patienten zu tun!

Für die kritische Durchsicht des Manuskripts und die sehr wertvollen Kommentare danken wir herzlich Herrn Professor Wolfgang Hatzmann (Witten), Herrn Chefarzt Dr. Johannes Mathei (Dortmund), Herrn Professor Robert Sümpelmann (Hannover) und Herrn Chefarzt Dr. Gerhard Koch (Hagen).

Bammental/Witten, im April 2009
Sönke Müller
Matthias Thöns

Inhaltsverzeichnis

Notfallmedikamente 189

Inhaltsverzeichnis

Anhang 227

Notfallmaßnahmen

1 Allgemeine Notfallmaßnahmen

Traditionell wird die Wiederbelebung eingeteilt in Basismaßnahmen (**"basic** life support" = BLS) – also solche Maßnahmen, die auch fortgebildete Nichtmediziner ohne besondere Hilfsmittel durchführen können, und erweiterte Notfallmaßnahmen (**"advanced** life support" = ALS). Letztere Maßnahmen werden in aller Regel nur durch Ärzte, durch Rettungsassistenten oder andere besonders geschulte Personen durchgeführt werden. Diese Grundgliederung der Maßnahmen wird im Folgenden auch auf andere Notfalltherapien übertragen.

Allgemeine Notfallmaßnahmen wird jeder geschulte Ersthelfer und erst recht jeder Mitarbeiter des Rettungsdienstes durchführen können (und sollen), **erweiterte Notfallmaßnahmen** werden besondere Kenntnisse, Medikamente und meist auch besondere Hilfsmittel erfordern.

1.1 Das leblose Kind: Pathogenese Herzstillstand

Im Gegensatz zum Herzstillstand beim Erwachsenen, der meist eine direkte kardiale Ursache hat, ist der primäre Herzstillstand beim Kind äußerst selten. Häufigste Ursache sind Atemstörungen.

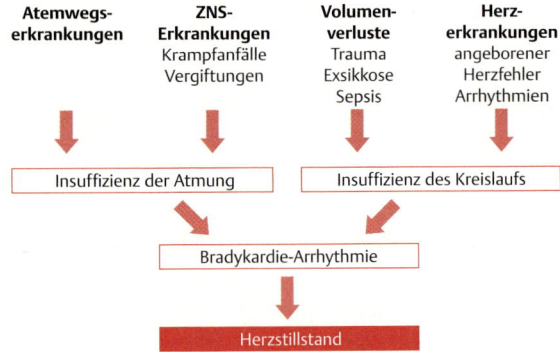

| **Atemwegs-erkrankungen** | **ZNS-Erkrankungen**
Krampfanfälle
Vergiftungen | **Volumen-verluste**
Trauma
Exsikkose
Sepsis | **Herz-erkrankungen**
angeborener
Herzfehler
Arrhythmien |

Insuffizienz der Atmung

Insuffizienz des Kreislaufs

Bradykardie-Arrhythmie

Herzstillstand

1.2 BAP-Schema

Bewusstsein → *S. 4*

Kind < 1 Jahr		Kind > 1 Jahr
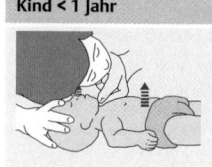	*Bewusstseinslage prüfen* • laut ansprechen • leicht an der Schulter rütteln • wenn bewusstlos: um Hilfe rufen	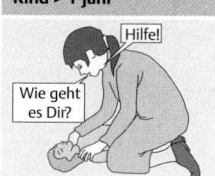

Atmung → *S. 4*

Kind < 1 Jahr		Kind > 1 Jahr
	Atmung überprüfen • sehen, hören, fühlen (nicht länger als insgesamt 10 s) • bei normaler Atmung Seitenlage, Atmung überwachen	

Puls → *S. 8*

Kind < 1 Jahr		Kind > 1 Jahr
Brachialispuls tasten, ggf. Herzspitzenstoß tasten	*Suche nach Kreislaufzeichen* • normale Atmung, Husten oder Bewegungen (nicht länger als insgesamt 10 s)	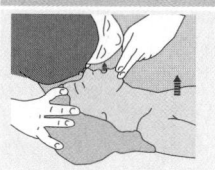 Karotispuls tasten

1.3 Bewusstsein

Beurteilung

Kind < 1 Jahr		Kind > 1 Jahr
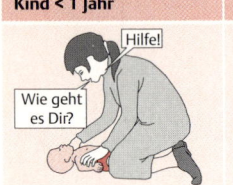	*Bewusstseinslage prüfen* • laut ansprechen • leicht an der Schulter rütteln • wenn bewusstlos: um Hilfe rufen	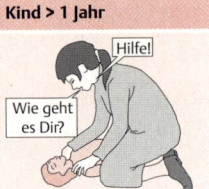

Maßnahmen

Für Kindernotfälle gilt in Bezug auf die Durchführung des Notrufs in aller Regel das Motto „Call fast" anstelle des „Call first" beim Erwachsenen:

• **Call fast:** lebensrettende Sofortmaßnahmen – insbesondere Freimachen der Atemwege und Beatmung ohne Verzögerung beginnen
  – Hilfe rufen, wenn möglich, ohne das Kind zu verlassen
  – falls alleine, erst nach einem initialen Reanimationsversuch von z. B. 2 Minuten das Kind zwecks Notruf verlassen (da zumeist Atemstörung die Ursache)
• **Call first:** Nach Feststellung der vitalen Bedrohung zunächst für Notruf sorgen, dazu ggf. auch den Patienten verlassen, erst dann Beginn der Reanimation (da zumeist kardiale Ursache → raschester Defieinsatz)

1.4 Atmung

Beurteilung

Kind < 1 Jahr		Kind > 1 Jahr
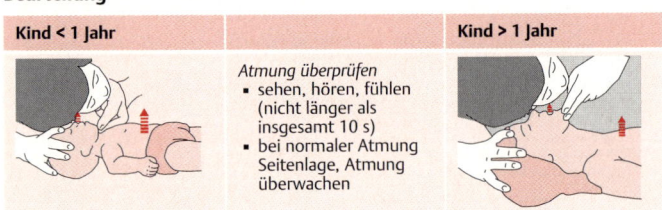	*Atmung überprüfen* • sehen, hören, fühlen (nicht länger als insgesamt 10 s) • bei normaler Atmung Seitenlage, Atmung überwachen	

Maßnahmen

- Atmung vorhanden
  - Atemwege frei halten → s. u.
  - stabile Seitenlage → S. 15 oder Bauchlage (Säugling) → S. 15
- Atmung nicht vorhanden
  - Atemwege frei machen → s. u.
  - 5 Beatmungen → s. u.

Atemwege frei machen und frei halten

- Mund öffnen und sichtbare Obstruktion beseitigen, kein blindes Auswischen mit dem Finger
- Kopf positionieren
  - Säugling: Neutralstellung, ggf. durch Unterpolsterung der Schultern stabilisieren
  - Kind: Überstrecken und Kinn anheben

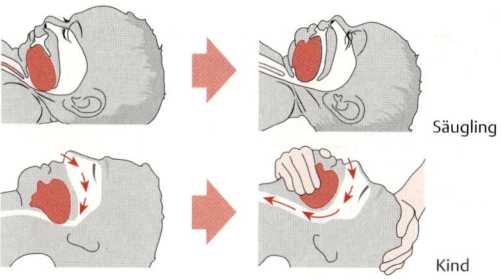

Säugling

Kind

- wenn immer noch keine Öffnung der Atemwege → **Esmarch-Handgriff** (Vorziehen des Unterkiefers und Öffnen des Mundes beim Bewusstlosen)
  - Kopf des Kindes von hinten so umfassen, dass mit den Fingern die Unterkiefer-winkel auf beiden Seiten und mit dem Daumen das Kinn umschlossen werden
  - mit den Fingern – durch Druck auf die Unterkieferknochen – den Unterkiefer nach vorne schieben, die Daumen öffnen dabei den Mund
  - mit der einen Hand diese Stellung fixieren, mit der anderen Hand z. B. sichtbare Fremdkörper entfernen

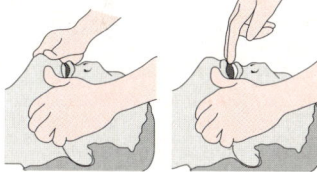

Vorgehen bei Verlegung der Atemwege durch Fremdkörper

Weinen, Husten, Sprechen
ist noch möglich

inkomplette
Verlegung der Atemwege

Kind zum Husten auffordern

Schläge auf den Rücken

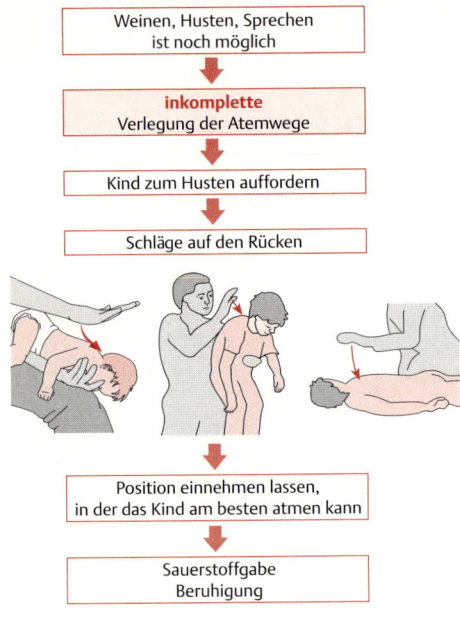

Position einnehmen lassen,
in der das Kind am besten atmen kann

Sauerstoffgabe
Beruhigung

> Weinen, Husten, Sprechen
> nicht möglich
> rasche Zyanose

> **komplette**
> Verlegung der Atemwege

> Manöver zur Fremdkörperentfernung
> (plötzliches Erhöhen des intrathorakalen Drucks)

Säugling bei Bewusstsein	**Kind** bei Bewusstsein
Schläge auf den Rücken + Thoraxkompressionen	Schläge auf den Rücken + Heimlich-Manöver

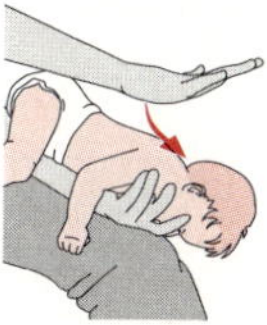

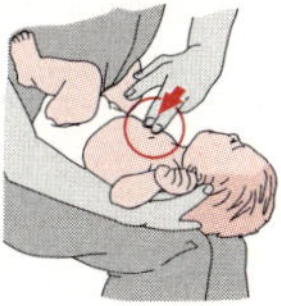

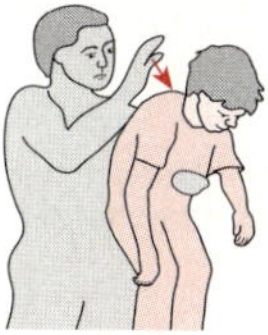

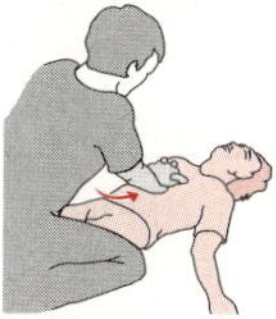

bei Bewusstlosigkeit CPR

Beatmung ohne Hilfsmittel

- **Säugling:**
  - Kopf neutral lagern, Kinn nur leicht anheben
  - „Schnüffelstellung": Nase bleibt höchster Punkt
  - Mund-zu-Mund-und-Nase-Beatmung evtl. auch Mund-zu-Mund-Beatmung
  - Inspiration über 1–1,5 s
  - auf Thoraxbewegungen achten
  - 5 Atemspenden durchführen

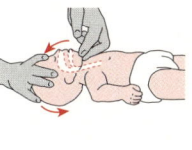
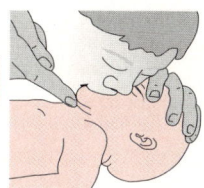

Mund-zu-Mund-und-Nase-Beatmung

- **Kind:**
  - leichte Kopfüberstreckung und Anhebung des Kinns
  - Mund-zu-Mund-Beatmung evtl. auch Mund-zu-Nase-Beatmung
  - Inspiration über 1–1,5 s
  - auf Thoraxbewegungen achten
  - 5 Atemspenden durchführen

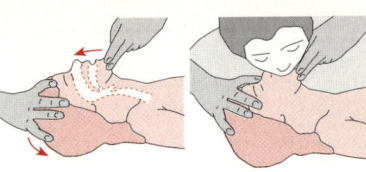

1.5   Puls (Kreislauf, Circulation)

Beurteilung

- Kreislaufzeichen?
  → Zentraler Puls?
  - Säugling: Brachialispuls oder Herzspitzenstoß
  - Kind: Karotispuls
- Vitalzeichen
  - Husten
  - Atemaktivität
  - Bewegungen

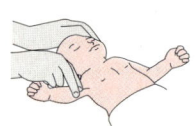
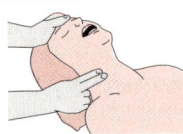

Brachialispuls tasten   Karotispuls tasten

Maßnahmen

- Puls vorhanden (Normwerte Puls → S. 114)
  - mit Beatmung beginnen
- kein Puls oder
  Puls < 60/min und keine Kreislaufzeichen
  - mit CPR beginnen
  - falls AED vorhanden, AED einsetzen → S. 13

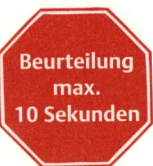

Beurteilung
max.
10 Sekunden

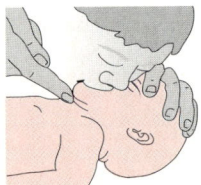
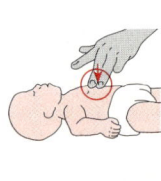

Mund-zu-Mund-und-Nase-Beatmung

1.6   Herzdruckmassage

Allgemeines

Die Herzdruckmassage ist nach den heutigen Richtlinien die wichtigste Basismaßnahme bei der kardiopulmonalen Reanimation (CPR). Sie soll unverzüglich und mit möglichst wenigen Unterbrechungen (z. B. bei Atemspende) durchgeführt werden.

Bei der Erwachsenenreanimation durch Laien kann sowohl nach den Leitlinien des ERC als auch nach den Leitlinien der AHA sogar auf die Beatmung zugunsten einer kontinuierlichen Herzdruckmassage verzichtet werden. Auf die Kinderreanimation ist diese Empfehlung aber nur bedingt übertragbar, da die meisten Kreislaufstillstände bei Kindern durch Atemstörungen ausgelöst werden.

Ziel der Herzdruckmassage ist die Aufrechterhaltung eines minimalen Kreislaufs und somit eine Versorgung der lebenswichtigen Organe mit Sauerstoff.

Indikation
Kreislaufstillstand, unabhängig von dessen Genese.

Prinzip
Für den bei der Herzmassage erzeugten Blutfluss werden 2 Mechanismen als bedeutend angesehen:
- Kompression des Herzens zwischen Brustbein und Wirbelsäule
- Erzeugung intrathorakaler Druckschwankungen, die zu einer Blutzirkulation führen

Möglicherweise sind beide Mechanismen während einer Herzdruckmassage in wechselnder Weise von Bedeutung.

Techniken

Neugeborene

- Neugeborenes hinlegen und in beide Hände nehmen
- Druckpunkt in Sternummitte, d. h. Daumen etwas unterhalb der Intermamillarlinie platzieren
- nur die Daumen zur Herzdruckmassage verwenden
- Kompressionstiefe ca. 1,5 cm bzw. ⅓ Thoraxdurchmesser, Frequenz 120/min, Verhältnis Kompression : Beatmung = 3 : 1

Säuglinge

- Säugling auf eine harte Unterlage legen
- Druckpunkt in Sternummitte, d. h. die komprimierenden Finger 1 Fingerbreit unterhalb der Intermamillarlinie platzieren
- nur 2 Finger einer Hand zur Herzdruckmassage verwenden
- Kompressionstiefe ca. 1,5–2,5 cm bzw. ⅓ Thoraxdurchmesser, Frequenz 100/min, Verhältnis Kompression : Beatmung = 15 : 2 (Laie: 30 : 2)

Kleinkinder

- Kleinkind auf eine harte Unterlage legen
- Druckpunkt in Sternummitte
- nur den Handballen einer Hand verwenden
- Kompressionstiefe ca. 2,5–4 cm bzw. ⅓ Thoraxdurchmesser, Frequenz 100/min, Verhältnis Kompression : Beatmung = 15 : 2 (Laie: 30 : 2)

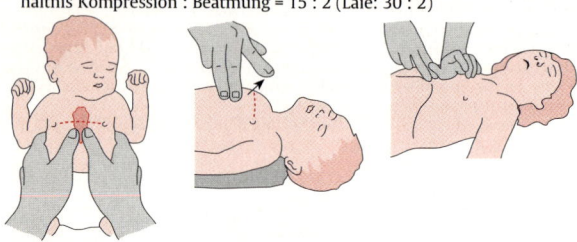

Unterschiede der Herzdruckmassage je nach Lebensalter.

	Neuge-borenes	Säugling	Kind > 1 Jahr	Jugendlicher ab Pubertät
Druckpunkt	unteres Sternumdrittel			Sternummitte
Technik	Daumen	2-Finger-Technik/Handballen	Handballen	Handballen
Kompressionstiefe	1,5 cm	1,5–2,5 cm	2,5–4 cm	ca. 5 cm
Frequenz	120/min	100/min		100/min
Kompression:Beatmung	3 : 1	15 : 2 (Laie: 30 : 2)		30 : 2

Komplikationen

- Rippen-Sternum-Fraktur
- Hämatothorax, Pneumothorax
- Leber-/Milz-Ruptur
- sonstige innere Verletzungen

 Eine nicht indizierte – korrekt durchgeführte – Herzdruckmassage schädigt ein Kind wahrscheinlich nicht! „Lieber einmal zu viel, als einmal zu wenig reanimiert"!

1.7 Zusammenfassung der Basismaßnahmen

Das Vorgehen für erweiterte lebensrettende Maßnahmen ist auf S. 49ff. dargestellt.

Vorgehen beim Auffinden eines regungslosen Kindes

Basismaßnahmen zur Reanimation.

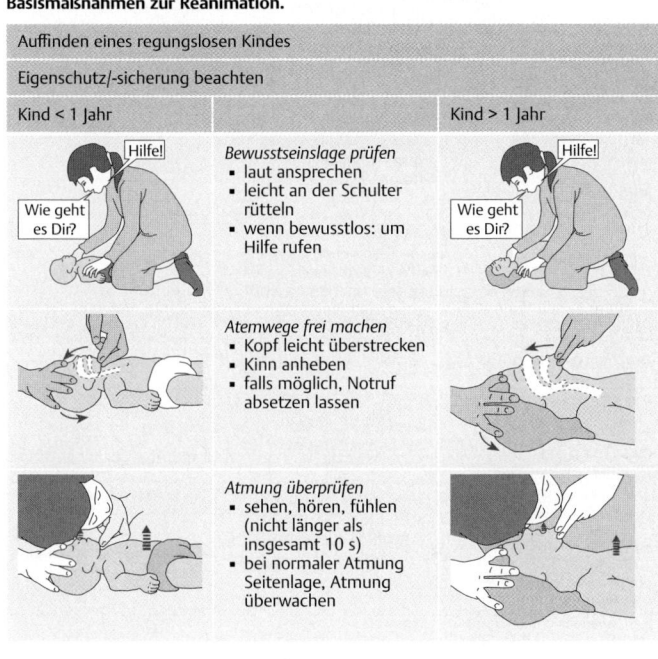

| Auffinden eines regungslosen Kindes |
| Eigenschutz/-sicherung beachten |

Kind < 1 Jahr		Kind > 1 Jahr
Hilfe! Wie geht es Dir?	*Bewusstseinslage prüfen* • laut ansprechen • leicht an der Schulter rütteln • wenn bewusstlos: um Hilfe rufen	Hilfe! Wie geht es Dir?
	Atemwege frei machen • Kopf leicht überstrecken • Kinn anheben • falls möglich, Notruf absetzen lassen	
	Atmung überprüfen • sehen, hören, fühlen (nicht länger als insgesamt 10 s) • bei normaler Atmung Seitenlage, Atmung überwachen	

Auffinden eines regungslosen Kindes		
Eigenschutz/-sicherung beachten		
Kind < 1 Jahr		Kind > 1 Jahr

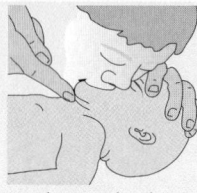

Mund-zu-Mund-und-Nase-Beatmung

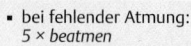

- bei fehlender Atmung: *5 × beatmen*
- falls der Brustkorb sich nicht hebt, Atemwege erneut frei machen
- bis zu 5 Beatmungsversuche, falls weiter erfolglos → Maßnahmen zum Freimachen der Atemwege

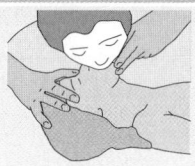

Mund zu Mund

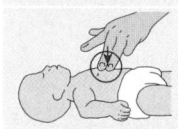

Brachialispuls tasten

Suche nach Kreislaufzeichen
- normale Atmung, Husten oder Bewegungen (nicht länger als insgesamt 10 s)

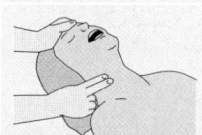

Karotispuls tasten

2 Finger auf unteres Sternumdrittel, ⅓ Thoraxtiefe komprimieren, Frequenz 100/min
15 : 2 (Laien: 30 : 2)

- falls keine Kreislaufzeichen: *15 Thoraxkompressionen*
- CPR fortsetzen
- nach 1 min, falls bisher noch nicht geschehen, Notruf absetzen

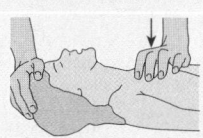

Handballen einer Hand auf unteres Sternumdrittel, ⅓ Thoraxtiefe komprimieren, Frequenz 100/min
15 : 2 (Laien: 30 : 2)

Algorithmus der Basismaßnahmen

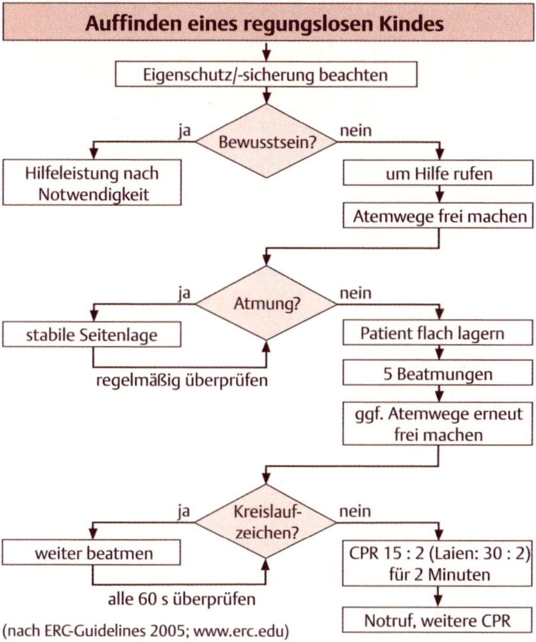

Auffinden eines regungslosen Kindes

Eigenschutz/-sicherung beachten

Bewusstsein?

ja → Hilfeleistung nach Notwendigkeit

nein → um Hilfe rufen → Atemwege frei machen

Atmung?

ja → stabile Seitenlage / regelmäßig überprüfen

nein → Patient flach lagern → 5 Beatmungen → ggf. Atemwege erneut frei machen

Kreislaufzeichen?

ja → weiter beatmen / alle 60 s überprüfen

nein → CPR 15 : 2 (Laien: 30 : 2) für 2 Minuten → Notruf, weitere CPR

(nach ERC-Guidelines 2005; www.erc.edu)

Algorithmus bei verfügbarem AED

AED-Indikation nach Alter

- Säugling
  - AED nicht empfohlen → manuelle Defibrillation
- Kind 1–8 Jahre
  - AED mit regelbarer Energie von 4 J/kgKG bzw.
  - AED mit Verwendung pädiatrischer Klebeelektroden (diese schwächen die abgegebene Energie auf 50–75 W ab)
  - wenn kein entsprechender Defi vorhanden → AED für Erwachsene
- Kind > 8 Jahre
  - AED für Erwachsene

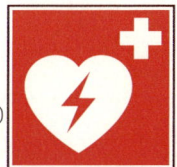

Algorithmus bei verfügbarem AED

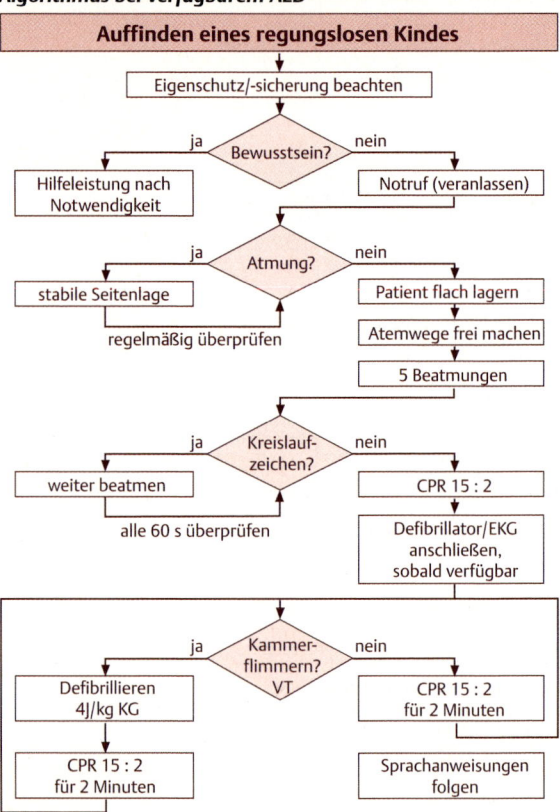

Auffinden eines regungslosen Kindes

Eigenschutz/-sicherung beachten

Bewusstsein?
— ja → Hilfeleistung nach Notwendigkeit
— nein → Notruf (veranlassen)

Atmung?
— ja → stabile Seitenlage — regelmäßig überprüfen
— nein → Patient flach lagern → Atemwege frei machen → 5 Beatmungen

Kreislaufzeichen?
— ja → weiter beatmen — alle 60 s überprüfen
— nein → CPR 15 : 2 → Defibrillator/EKG anschließen, sobald verfügbar

Kammerflimmern? VT
— ja → Defibrillieren 4 J/kg KG → CPR 15 : 2 für 2 Minuten
— nein → CPR 15 : 2 für 2 Minuten → Sprachanweisungen folgen

(nach ERC-Guidelines 2005; www.erc.edu)

1.8 Lagerung

Die Durchführung einer adäquaten – d. h. einer der Notfallsituation angepassten Lagerung – ist eine grundlegende Sofortmaßnahme von großer Bedeutung, die den Verlauf der Notfallsituation entscheidend beeinflussen kann.

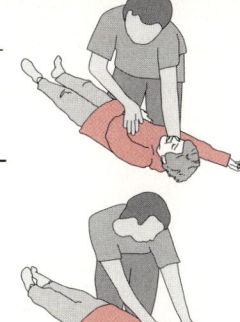

Stabile Seitenlage

Jeder bewusstlose, spontan atmende Patient muss so gelagert werden, dass eine Aspiration verhindert wird. Klassischerweise bietet sich dazu die stabile Seitenlage an, bei Kindern < 2 Jahren erfüllt die Bauchlage denselben Zweck.

Kinder über 2 Jahre

- neben dem Bewusstlosen auf die Seite knien, zu der das Kind gedreht werden soll
- den auf Ihrer Seite befindlichen Arm des Kindes angewinkelt nach oben legen (Handfläche nach oben)
- den anderen Arm über den Brustkorb ziehen und die Hand des Kindes auf dessen Wange legen. Hand nicht loslassen!
- das auf der Gegenseite befindliche Bein im Kniegelenk beugen und dadurch aufstellen
- das Kind am Oberschenkel des angewinkelten Beins fassen und ihn zu sich herüberziehen
- den Kopf des Kindes überstrecken, erneut überprüfen, ob Atmung und Puls vorhanden sind!

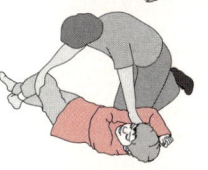

 ! Das Ziel der Seitenlage ist es, dass Erbrochenes, Blut oder Schleim nach außen abfließen können, ohne dass es zu einer Aspiration kommt.

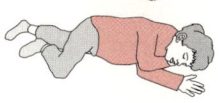

Ist eine stabile Seitenlage, z. B. aus räumlichen Gründen, nicht möglich, muss das Kind von einem Helfer in der entsprechenden Position gehalten werden.

Kinder unter 2 Jahre

- Bauchlage
- Kopf zur Seite drehen
- Mund ggf. öffnen

Spezielle Lagerungsarten

Lagerung bei Atemstörungen

Erkrankung	Lagerungsart
Atemnot (z. B. Asthma bronchiale, Pseudokruppanfall)	Oberkörper hoch
Thoraxtrauma	Oberkörper erhöht, Lagerung möglichst auf die verletzte Seite

Lagerung bei Herz-Kreislauf-Störungen (nicht bewusstloses Kind)

Erkrankung	Lagerungsart
Lungenödem, Herzinsuffizienz	Oberkörper erhöht
Volumenmangelschock, anaphylaktischer Schock	Hochlagerung der Beine, Autotransfusion, ggf. Kopftieflagerung in Rücken- oder Bauchlage

Lagerung bei Traumata (nicht bewusstloses Kind)

Art der Verletzung	Lagerungsart
Schädel-Hirn-Trauma	Oberkörper leicht erhöht, Kopf in Mittelstellung, Ziel: Herabsetzung des Hirndrucks
Thoraxtrauma	Oberkörper erhöht, ggf. Lagerung auf die verletzte Seite, dadurch bessere Belüftung des unverletzten Lungenflügels

Art der Verletzung	Lagerungsart	
Wirbelsäulentrauma		zunächst Belassen in der vorgefundenen Lage, Umlagerung möglichst nur mit 4–5 Helfern, evtl. Schaufeltrage
		Flachlagerung auf vorgeformter Vakuummatratze oder harter Unterlage
Abdominaltrauma		Rückenlage mit angezogenen Knien (Knierolle) und Kopfpolster zur Entspannung der Bauchdecke

Lagerung bei gynäkologischen Notfällen/Schwangerschaft/Geburt

Erkrankung	Lagerungsart	
vaginale Blutung (z. B. Abort, Tumor)		Kopftieflagerung, evtl. kombiniert mit Fritsche-Lagerung: Beine gestreckt übereinanderschlagen → Blut sammelt sich zwischen den Oberschenkeln → Stärke der Blutung kann besser beurteilt werden
V.-cava-Kompressionssyndrom		Lagerung auf die linke Seite
EPH-Gestose		Oberkörper hoch, evtl. linke Seite
bevorstehende Geburt		Flachlagerung oder Lagerung nach Wunsch der Schwangeren, evtl. linke Seite
Nabelschnurvorfall, Beckenendlage, Placenta praevia		Kopftieflagerung
Notgeburt		Oberkörper hoch, Beine angezogen

2 Erweiterte Notfallmaßnahmen

2.1 Blutstillung

Mögliche Maßnahmen

Zur Vermeidung eines Volumenmangelschocks müssen bei entsprechenden Verletzungen baldmöglichst Maßnahmen zur Blutstillung ergriffen werden.

Maßnahmen zur Blutstillung.

Art der Verletzung	Maßnahme
oberflächliche, leicht blutende Wunde	einfacher Schutzverband
stärkere venöse Blutung	Hochlagerung der betroffenen Extremität
arterielle Blutung	Druckverband, Abdrücken

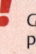 Grundsätzlich kann versucht werden, jede Blutung durch direkte manuelle Kompression (Dauer mindestens 3–5 min oder besser bis zur definitiven Versorgung, z. B. durch einen 2. Helfer) zu verringern oder zu stoppen.

Druckverband bei arterieller Blutung

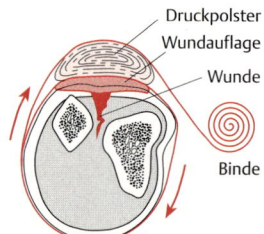

- bei Kindern ist eine arterielle Blutung schnell fatal → Blutung sofort stoppen (direkt abdrücken mit Kompressen in Wunde)
- darauf ein Druckpolster, z. B. ein nicht abgewickeltes Verbandspäckchen, legen und mit einer weiteren Mullbinde unter Druck anwickeln
- blutet die Wunde weiter, auf den 1. Druckverband einen 2. Druckverband mit stärkerem Zug aufwickeln
- als effektiver Druckverband lässt sich auch eine Blutdruckmanschette verwenden, vorteilhaft dabei ist die Variationsmöglichkeit der Druckverhältnisse

Druckpolster
Wundauflage
Wunde
Binde

 Ein einmal angelegter Druckverband sollte normalerweise am Unfallort nicht mehr entfernt werden!

2.2   Venöser Zugang

Der venöse Zugang ist bei Notfällen im Säuglings- und Kindesalter oft nicht einfach zu legen. Hier sollte die eingebürgerte Regelkompetenz der Infusionsanlage durch den Rettungsassistenten wieder zu einer echten und sehr eng gesehenen Notkompetenz werden. Nichts ist ärgerlicher, als ein durch Fehlpunktionen traumatisiertes Kleinkind mit Hämatomen nach Fehlpunktionen an den gängigen Orten.

Mögliche Zugänge

Neben den auch beim Erwachsenen verwendeten Zugangswegen (Ellenbeuge, Handrücken, Handgelenk, V. jugularis externa) kommen beim Säugling noch die Vv. capitis, beim Kleinkind die volaren Handgelenke, Venen am Fußrücken und vor dem Innenknöchel hinzu. Der erfahrene Arzt kann auch versuchen, die V. femoralis zu punktieren (IVAN = innen Vene Arterie Nerv). Zentralvenöse Punktionen gelingen bei kleinen Kindern selbst erfahrenen Ärzten nur zu 80 % und gehen in 0,7–23 % der Fälle mit teils tödlichen Komplikationen einher. Sie sollten nur von erfahrenen Ärzten möglichst unter Ultraschallkontrolle – folglich ausschließlich in der Klinik – durchgeführt werden.

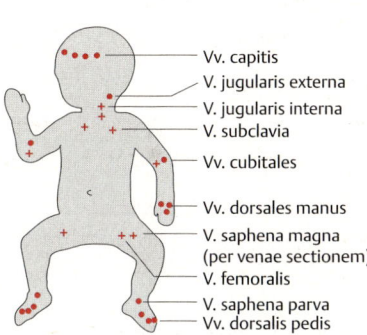

Vv. capitis
V. jugularis externa
V. jugularis interna
V. subclavia
Vv. cubitales
Vv. dorsales manus
V. saphena magna (per venae sectionem)
V. femoralis
V. saphena parva
Vv. dorsalis pedis

+ = für zentralen Zugang geeignet
• = für peripheren Zugang geeignet

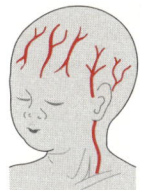
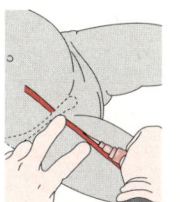
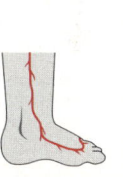
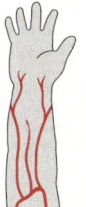
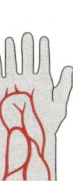

geeignete Venen für den venösen Zugang

Kanülen

Zur Punktion der Venen werden dünne Plastikverweilkanülen verwendet. Stahlkanülen (Butterfly) dislozieren bei sich bewegenden Kindern leicht, sie sollten im Rettungsdienst deshalb möglichst nicht verwendet werden.

Plastikverweilkanülen.

Farbe	Größe [Gauge]	Außendurch-messer [mm]	Durchfluss [ml/min]	
			Wässrige Lösung	Blut
lila	26	0,64	13	8
gelb	24	0,7	20	13
blau	22	0,8	31	18
rosa	20	1,0	54	31

Prinzipien

Folgende Grundsätze sind beim Legen venöser Zugänge bei Säuglingen und Kleinkindern zu beachten:

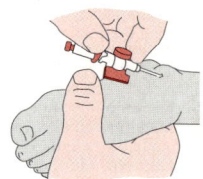

- Zur Stauung der Venen eignet sich eine Kinderblut-druckmanschette besser als ein Stauschlauch (wird oft zu fest angezogen, dadurch bleiben die Venen unsichtbar) – auf einen Wert knapp unter den systolischen Druck aufpumpen.
- Venen kommen besser zur Darstellung, wenn man den Kinderarm wiederholt drückt.

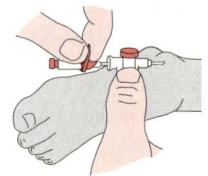

- In der Ellenbeuge gibt es zahlreiche anatomische Varianten, deshalb nach der Punktion auf die Farbe des Blutes und Pulsationen achten, damit nicht versehentlich arterielle Zugangswege gelegt werden. Läuft die Infusionslösung frei ein, handelt es sich ziemlich sicher um einen Venenzugang, bei arterieller Punktion steigt Blut pulsierend auf.
- Der Blutrückfluss in die Kanüle kann bei Kindern relativ lange dauern. Manchmal muss die Kanüle sogar erst 1–2 cm in die Vene vorgeschoben werden, damit der Rückfluss sichtbar wird. Deshalb abwarten! Nicht jeder fehlende Rückfluss ist eine Fehlpunktion.
- Im Gegensatz zum großzügigen „Laufenlassen" beim Erwachsenen muss die Volumensubstitution beim Kind gezielt und streng kontrolliert durchgeführt werden. Als Infusionslösung sollten Vollelektrolyt-lösungen (Ringer, NaCl 0,9 %) verwendet werden.

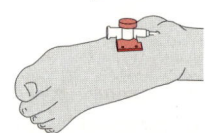

Punktion der Vena saphena

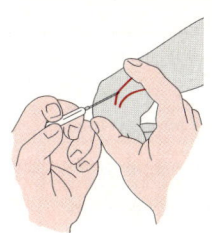

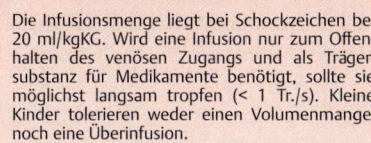

! Die Infusionsmenge liegt bei Schockzeichen bei 20 ml/kgKG. Wird eine Infusion nur zum Offenhalten des venösen Zugangs und als Trägersubstanz für Medikamente benötigt, sollte sie möglichst langsam tropfen (< 1 Tr./s). Kleine Kinder tolerieren weder einen Volumenmangel noch eine Überinfusion.

Punktion von
Handrückenvenen

2.3 Intraossärer Zugang

Wenn bei einem Kind der dringend benötigte intravenöse Zugang auch nach dreimaligem Versuch nicht gelingt (max. 90 s), ist die Applikation von Medikamenten und Volumen über das Knochenmark die erste Alternative. Die Punktion dauert beim Ungeübten weniger als 55 Sekunden.

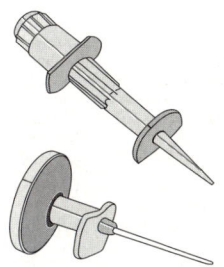

! Aufgrund der reichen Gefäßversorgung sind intraossäre Injektion, Infusion und Blutabnahme (Kreuzblut!) der intravenösen absolut vergleichbar.

Die intraossäre Punktion wird am besten mit speziellen Knochenmarkpunktionskanülen (z. B. Cook-Nadel 14–18 G, Jamshidi-Nadel, EZ-IO-Bohrmaschine, Bone Injection Gun 15 und 18 G) durchgeführt.

Nadeln für den intraossären Zugang

Punktionsstellen

- Zugangsweg der 1. Wahl: proximale Tibiainnenfläche, je nach Alter ca. 1–3 cm unterhalb der Tuberositas tibiae bzw. 4–8 cm distal des medialen Gelenkspalts; Punktionsbereich ist die flache, kaum gewölbte Tibiainnenfläche (zwischen Vorder- und Hinterkante der Tibia)
- Zugangsweg der 2. Wahl: distale Tibia (medialer Malleolus)

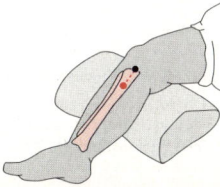

Technik

Knienaher intraossärer Zugang (proximale Tibiainnenfläche)

- Bein stabil lagern, am besten unter dem Knie unterpolstern. Punktionsstelle aufsuchen
- Haut gut desinfizieren, sterile Handschuhe anziehen. Bein zwischen Daumen und Zeigefinger der einen Hand fixieren
- Intraossärnadel in die Faust der anderen Hand nehmen. Haut und Knochenkortex mit sanftem Druck und leicht drehenden Bewegungen durchbohren. Stichrichtung senkrecht zur Hautoberfläche bzw. etwas nach distal *(weg von der Wachstumsfuge)*
- Unter Rechts-links-Drehbewegungen und konstant kräftigem Druck Kanüle durch den Knochenkortex bohren, bis nach 1–2 cm ein plötzlicher Widerstandsverlust auftritt.
- Dieser Widerstandsverlust ist der Indikator für das Erreichen des Markraums
- Kanüle mit der einen Hand festhalten, mit der anderen Trokar aus dem Schaftgewinde herausdrehen. Korrekte Lage der Kanüle durch festen Sitz im Knochen sowie durch die Aspiration von Mark oder Blut bestätigen.
- Probeinjektion von Kochsalzlösung (leicht) und Aspirationstest (Blut) zeigen die korrekte Lage.
- Nadel steril fixieren (z. B. bei Cook-Nadel an der verstellbaren Flügelplatte), Zwischenstück mit Dreiwegehahn zum Zuspritzen und Infusion anschließen.

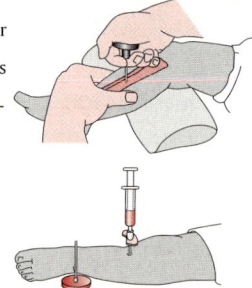

Distaler intraossärer Zugang (medialer Malleolus)

- Bein stabil lagern, am besten unter dem Sprunggelenk unterpolstern
- Punktionsstelle aufsuchen
- Haut gut desinfizieren, sterile Handschuhe anziehen
- Bein zwischen Daumen und Zeigefinger der einen Hand fixieren
- Intraossärnadel in die Faust der anderen Hand nehmen und Haut und Knochenkortex mit sanftem Druck und leicht drehenden Bewegungen durchbohren. Stichrichtung in einem Neigungswinkel von ca. 70° von der Wachstumsfuge weg.
- übriges Vorgehen wie bei proximaler Punktion

Kortikalis
Markraum
Polster
Wachstumsfuge

Alternative Punktionsorte

- Oberschenkelknochen (distale Femurepiphyse)
- Oberarmknochen (proximale Humerusepiphyse)
- Beckenkamm (Spina iliaca anterior superior)

Komplikationen

- mögliche Akutkomplikationen
  - Paravasat, evtl. mit Ausbildung eines Kompartmentsyndroms
  - Embolien (klinische Relevanz fraglich)
  - Fraktur (→ Bein gut unterpolstern!)
- mögliche Spätkomplikation
  - Osteomyelitis (in ca. 0,6 % der Fälle)

Kontraindikationen für den intraossären Zugang

- Frakturen der unteren Extremitäten auf der Punktionsseite
- floride Osteomyelitis
- diverse kongenitale/hereditäre Knochenerkrankungen
- Vorpunktion am Knochen

2.4 Endobronchiale Medikamentengabe

Genau wie beim Erwachsenen können auch beim Kind Medikamente über den liegenden Endotrachealtubus verabreicht werden. In Betracht kommen in erster Linie Medikamente, die im Rahmen einer Reanimation erforderlich sind (Adrenalin, Lidocain, Atropin).

 Die endobronchiale Medikamentengabe wird derzeit nur noch empfohlen, wenn weder eine intravenöse noch eine intraossäre Punktion möglich ist.

2.5 Beatmung

Allgemeines

Indikation

Die Indikation zur Beatmung eines Notfallpatienten wird heute früh und relativ weit gestellt.

 Sobald eine suffiziente Atmung durch einfache Maßnahmen (Freimachen und Freihalten der Atemwege) nicht mehr gewährleistet ist, muss beatmet werden.

Die Indikationen für eine sofortige Beatmung sind:
- jede schwere respiratorische Störung
- Herz-Kreislauf-Stillstand (wenn Patient nach erfolgreicher Reanimation sofort wieder atmet, keine Beatmung)
- Komata (ab GCS ≤ 8)
- Schädel-Hirn-Trauma (ab GCS ≤ 8)

- instabiler Thorax
- Vergiftungen mit Atemgiften
- grundsätzlich nach jeder Intubation (erhöhter Atemwegswiderstand lässt beim spontan über den Tubus atmenden Kind die Atemarbeit steigen [O_2-Verbrauch ↑] und führt zu Atelektasen)

Abhängig von der Schwere des Krankheitsbilds ergeben sich weitere Indikationen:
- schwere exogene Vergiftungen
- Polytrauma
- Verbrennungen
- Ertrinkungsunfall
- Lungenarterienembolie

Als messtechnischer Indikator für die Notwendigkeit einer Beatmung dient in erster Linie auch die mithilfe der Pulsoxymetrie gemessene partielle Sauerstoffsättigung (pS_aO_2):
- Werte < 90 % sprechen für eine Hypoxie.
- Werte < 75 % gehen in aller Regel mit einer klinischen Zyanose einher.

Somit erfasst die Pulsoxymetrie (unter Berücksichtigung der Fehlermöglichkeiten, S. 44) den klinisch oft nur schwer einzuschätzenden Bereich zwischen 75 % und 90 % relativ gut – und zeigt auch, ob eine alleinige Sauerstoffzufuhr bereits eine deutliche Verbesserung erbringt.

Beatmungsformen

Die Beatmung ist mit oder ohne Hilfsmittel möglich:
- ohne Hilfsmittel:
  - Mund zu Mund
  - Mund zu Nase
  - Mund zu Mund und Nase
- mit Hilfsmittel:
  - Mund zu Hilfsmittel
  - Atembeutel zu Maske
  - Atembeutel zu Tubus
  - Beatmungsgerät zu Tubus

Als einfachste Form der Beatmung, die ohne jedes Hilfsmittel und in jeder Situation durchführbar ist, bietet sich die Atemspende in Form der Mund-zu-Mund-Beatmung an.

O_2-Konzentration bei verschiedenen Beatmungstechniken.

Beatmungstechnik	Inspiratorische O_2-Konzentration
Mund-zu-Mund-Beatmung (Ausatemluft)	17 %
Spontan- und Beutel-Masken-Beatmung (Raumluft)	21 %
Beutel-Masken-Beatmung mit 10 l/min Sauerstoffanschluss	bis 40 %

Beatmungstechnik	Inspiratorische O$_2$-Konzentration
Beutel-Masken-Beatmung unter Verwendung eines Reservoir-beutels, 10–15 l/min O$_2$	bis ca. 95 %
maschinelle Beatmung	100 %

Richtgrößen

Atemfrequenz und Atemzugvolumen können bei Säuglingen und Kindern stark variieren.

Richtgrößen für Atemfrequenz und Atemzugvolumen bei Säuglingen und Kindern.

Altersstufe	Atemfrequenz/min	Atemzugvolumen [ml]
		Grundsatz: 6–8 ml/kgKG
Neugeborene	40–50	20–35
Säuglinge	30–40	40–100
Kleinkinder	20–30	150–200
Schulkinder	16–20	300–400
Jugendliche	14–16	300–500

Beatmung ohne Hilfsmittel

- **Säugling:**
  - Kopf neutral lagern, Kinn nur leicht anheben
  - „Schnüffelstellung": Nase bleibt höchster Punkt
  - Mund-zu-Mund-und-Nase-Beatmung
    evtl. auch Mund-zu-Mund-Beatmung
  - Inspiration über 1–1,5 s
  - auf Thoraxbewegungen achten
  - 5 Atemspenden durchführen

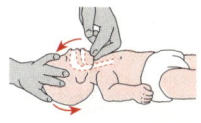
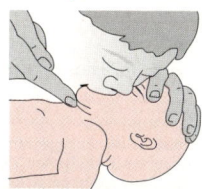

Mund-zu-Mund-und-Nase-Beatmung

- **Kind:**
  - leichte Kopfüberstreckung und Anhebung des Kinns
  - Mund-zu-Mund-Beatmung evtl. auch Mund-zu-Nase-Beatmung
  - Inspiration über 1–1,5 s
  - auf Thoraxbewegungen achten
  - 5 Atemspenden durchführen

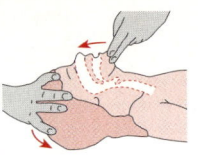
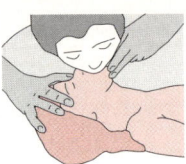

Freihalten der Atemwege mit Pharyngealtuben

Indikation

Pharyngealtuben sollen die Atemwege frei halten, indem sie vor allem das Zurückfallen des Zungengrunds verhindern. Verwendung heute in erster Linie:
- zur Erleichterung einer Maskenbeatmung
- als Beißschutz nach orotrachealer Intubation

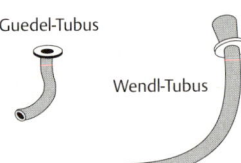

Guedel-Tubus

Wendl-Tubus

Pharyngealtuben werden oral als Oropharyngealtuben (vor allem Guedel-Tuben) und nasal als Nasopharyngealtuben (z. B. Wendl-Tuben) eingesetzt. Anstelle eines Wendl-Tubus hat sich das Einbringen eines entsprechend dünnen Endotrachealtubus bewährt. Hält man den Mund des Säuglings zu, kann man sogar beatmen (via Normkonnektor!). Einführtiefe = Distanz Nase – Ohr.

Vor- und Nachteile

Die Vorteile der Nasopharyngealtuben liegen in der Vermeidung von Zahnschäden und in der geringeren Auslösung von reflektorischen Würgereizen (bessere Toleranz). Nachteilig ist das schmerzhafte Einbringen und das leichte Auslösen von Nasenbluten – vor allem bei kleinen Kindern.

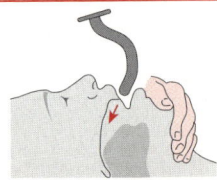

Technik

- richtige Größe des Tubus wählen
- Guedel-Tubus
  - Tubus in den Mund einführen, wobei die pharyngeale Öffnung des Tubus zunächst zum Gaumen zeigt
  - Tubus in dieser Lage dann rachenwärts schieben und dabei um 180° drehen, Zungengrund dabei durch die Drehbewegung nach vorne drängen

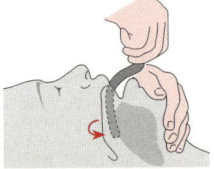

- Wendl-Tubus
  – Tubus wenn möglich
    anfeuchten
  – Tubus langsam mit
    leicht drehenden Be-
    wegungen senkrecht
    zur Gesichtsachse
    über ein Nasenloch
    einführen
  – unter Kontrolle des
    Atemgeräuschs vor-
    schieben

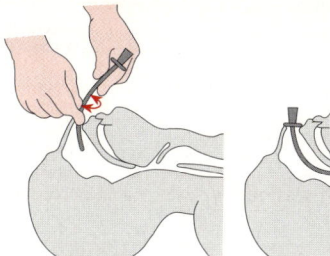
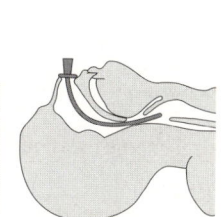

Richtwerte für Guedel- und Wendl-Tuben.

Altersstufe	Tubusgröße Guedel-Tubus	Tubusgröße Wendl-Tubus
Frühgeborene	000	12 Chv
Säuglinge	00–0	12–14 Chv
Kleinkinder	0–1	16–18 Chv
Kinder	1–2	20–24 Chv
Jugendliche	2–4	26 Chv
Faustregel für Guedel-Tuben: Länge = Entfernung Mundwinkel – Ohrläppchen		

Beatmung mit Hilfsmitteln

Die Beatmung *mit Hilfsmitteln* wird in erster Linie als Maskenbeatmung mit Baby- oder Kinderbeatmungsbeutel durchgeführt. Alle Beutel funktionieren dabei nach demselben Prinzip, der entscheidende Unterschied liegt in den verschiedenen Volumina. Gesichts-masken für Kinder passen sich der jeweiligen Gesichtsform an.

Meistens können Kinder – auch z. B. bei einer Epiglottitis – über Beutel-Masken-Beatmung ausreichend mit Sauerstoff versorgt werden.

Beatmungsbeutel zu Mund/Nase

Bei den Beatmungsmasken gibt es große Qualitätsunterschiede: Durchsichtige Rund-masken mit weichem Rand sind ideal für Säuglinge und kleine Kleinkinder, geformte Masken bieten bei Kindern ab etwa 15 kgKG Vorteile. Rendell-Baker-Masken oder Billig-fabrikate sind für den Ungeübten kaum einsetzbar, die meisten Anwender halten die Maske so undicht, dass ein PEEP nicht aufgebaut werden kann.

Typen verschiedener Beatmungsbeutel.

Größe	Erwachsenenbeutel	Kinderbeutel	Babybeutel
Körpergewicht	über 30 kgKG	7–30 kgKG	weniger als 7 kgKG
Abbildung			

Größen von Gesichtsmasken für Säuglinge und Kinder.

Alter	Größe
Frühgeborene, Neugeborene, Säuglinge bis 12 Monate	0
12 Monate	1
2. Lebensjahr	1–2
3.–4. Lebensjahr	2
5.–6. Lebensjahr	2–3
7.–10. Lebensjahr	3
11.–12. Lebensjahr	3–4
13.–14. Lebensjahr	4

Technik der Maskenbeatmung

- richtigen Beatmungsbeutel und richtige Beatmungsmaske wählen
- bei tiefer Bewusstlosigkeit einen Guedel-Tubus einführen; dadurch wird die Zunge sicher fixiert und der Atemweg bis zum Rachen freigehalten
- Helferposition: *hinter* dem Kind
- Kopf des Kindes vorsichtig überstrecken (nicht bei Säuglingen)!
- Maske aufsetzen und halten (normalerweise mit der linken Hand):
  - Klein-, Ring- und Mittelfinger umfassen das Kinn und ziehen es nach vorne
  - mit Daumen und Zeigefinger derselben Hand Maske im sog. **C-Griff** fest über Mund- und Nasenöffnung des Kindes drücken

- Beatmungsbeutel bedienen (mit der anderen [normalerweise rechten] Hand):
  – Atemfrequenz ca. 10–30 Hübe pro Minute (S. 25)
  – Atemstoß zügig (Inspirationszeit ca. 1 s) abgeben
  – Exspirationszeit ausreichend lang, d. h. ca. 1,5–2 s für die passive Ausatmung zulassen
  – Thoraxbewegung kontrollieren, Kriterium für ein ausreichendes Tidalvolumen ist das sichtbare Heben des Brustkorbs mit jeder Ventilation

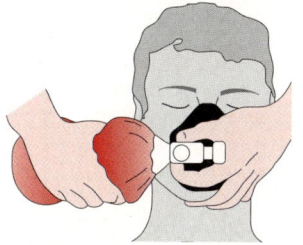 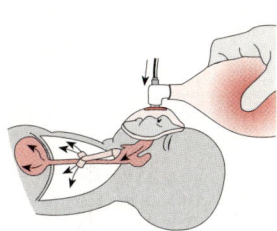

Typische Fehler

Typische Fehler bei der Maskenbeatmung sind:

Fehler	Wirkung
Maske wird nicht von der Nase her aufgesetzt	undichter Sitz
C-Griff wird nicht angewendet	undichter Sitz
Beutel wird zu schnell ausgedrückt: hohe Beatmungsdruckspitzen	Gefahr der Magenüberblähung
nicht ausreichende Überstreckung des Kopfes	Gefahr der Magenüberblähung
zu ruckartiges Überstrecken des Kopfes	Gefahr der HWS-Schädigung
Finger drücken auf die Weichteile zwischen den beiden Ästen des Unterkiefers („Zungendreieck")	Atemwegsverlegung

Maschinelle Beatmung

Indikation

Eine maschinelle Beatmung hat im Notfalldienst gegenüber der manuellen (Beutel-)Beatmung primär den Vorteil der Entlastung der Ersthelfer, da der Helfer, der bisher bebeutelt hat, nun für weitere Aufgaben frei ist.

Weitere Vorteile sind:
- vorherige Wahl von Atemfrequenz und Atemzugvolumen
- Erhöhung der O_2-Konzentration bis auf 100 %

Eingesetzte Geräte

Notarzteinsatzfahrzeuge und Rettungswagen sind normalerweise mit einfach bedienbaren Beatmungsgeräten ausgestattet. Die präklinisch üblichen Geräte arbeiten primär volumenkontrolliert, d. h., es werden unabhängig vom Atemwegsdruck immer die eingestellten Hubvolumina verabreicht.

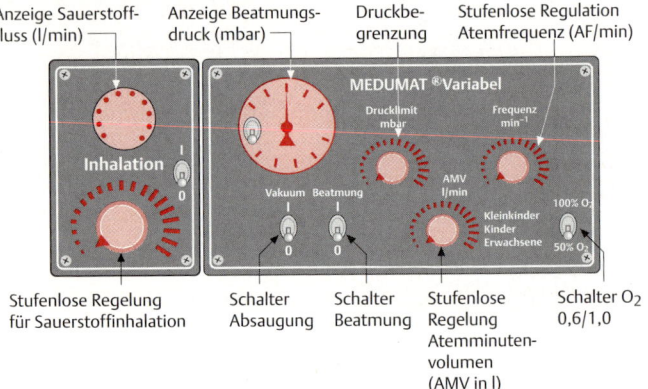

Anzeige Sauerstofffluss (l/min)

Anzeige Beatmungsdruck (mbar)

Druckbegrenzung

Stufenlose Regulation Atemfrequenz (AF/min)

Stufenlose Regelung für Sauerstoffinhalation

Schalter Absaugung

Schalter Beatmung

Stufenlose Regelung Atemminutenvolumen (AMV in l)

Schalter O_2 0,6/1,0

Vorgehen

- nach auskultatorischer Kontrolle der Tubuslage Beatmungsgerät anschließen
- Gerät einstellen

Parameter	Einstellungen
Atemzugvolumen	Säugling: 6–8 ml/kgKG
	Kinder: 6–8 ml/kgKG
Atemfrequenz	Säugling: 30–40/min
	Kleinkind: 20–30/min
	Schulkind: 15–20/min
Atemminutenvolumen	100–240 ml/kgKG/min

Parameter	Einstellungen
FiO$_2$ (Sauerstoffanteil in der Inspirationsluft)	initial 100 %
Verhältnis In- zu Exspirationszeit	1 : 2
Inspirationsdruck	15–25 cm H$_2$O, Spitzendruck max. 30–40 cm H$_2$O
PEEP	4–6 cm H$_2$O

PEEP

Die Möglichkeit der PEEP-Anwendung ist sowohl bei den üblicherweise im Notarztdienst verwendeten Beatmungsgeräten als auch bei den meisten Beatmungsbeuteln durch Adaptation eines speziellen PEEP-Ventils gegeben.

Indikationen

PEEP ist bei nahezu jeder Beatmung sinnvoll, z. B.:
- Polytrauma
- schweres Thorax- und Lungentrauma
- Zustand nach Reanimation
- Beinahe-Ertrinken
- schweres Lungenödem

Prinzip

Assistierte und kontrollierte Beatmung werden normalerweise auf einem Ausgangsdruckniveau von 0 cm H$_2$O gehalten. In der Regel empfiehlt es sich jedoch, am Ende einer Exspiration ein positives Druckniveau (PEEP = „positive endexspiratory pressure") in der Lunge zu erhalten. Über eine dadurch vergrößerte funktionelle Residualkapazität der Lunge kann der Atemwegswiderstand gesenkt und durch den erhöhten intraalveolären Druck eine Abnahme des intraalveolären Flüssigkeitsgehalts erzielt werden.
Die Größe des PEEP wird in cm H$_2$O angegeben. In der Notfallmedizin werden in der Regel nur Drücke von 5 cm H$_2$O angewendet, um die bei höheren Werten zu erwartenden Nebenwirkungen auf das Herz-Kreislauf-System (Reduzierung des venösen Rückflusses, problematisch im Schock!) zu vermeiden.

Intubation

Die endotracheale Intubation dient der bestmöglichen Sicherung der Atemwege. Sie ist der sicherste Aspirationsschutz und ermöglicht:
- eine erleichterte Ventilation und Oxygenierung
- eine effektivere Herzdruckmassage, weil sie für die Beatmung nicht mehr unterbrochen werden muss
- die endotracheale und endobronchiale Absaugung
- einen Applikationsweg für Notfallmedikamente (nach i. v. und i. o. 3. Wahl!)

Indikation

- Reanimation
- Sicherung des Atemwegs bei Bewusstlosigkeit (ab GCS ≤ 8)
- schwere Ateminsuffizienz, die nicht mit Sauerstoffinsufflation behoben werden kann
- Polytrauma
- SHT (GCS ≤ 8)

Zubehör

Für eine Intubation ist das folgende Zubehör notwendig:

In jedem Fall notwendig	Zur Erfolgskontrolle, Beatmung und Fixierung notwendig	Evtl. notwendig (schwierige Intubationsverhältnisse, geplante Intubation)
• Laryngoskop mit Spatel • Endotrachealtubus • Blockerspritze	• Stethoskop • Beatmungsbeutel • Fixierpflaster oder -bandage • evtl. Guedel-Tubus • Kapnometer oder Easycap • Pulsoxymeter	• Führungsstab • Gleitmittel (z. B. Xylocain-Gel oder Silikonspray) • Magill-Zange • Absauggerät • Beatmungsgerät

gebogener Spatel

gerader Spatel (Macintosh-Spatel)

Laryngoskop

Blockerspritze

Endotrachealtubus

Guedel-Tubus

Führungsstab

Absaugpumpe

Stethoskop

Fixierband

Beatmungsbeutel

Magill-Zange

Gleitmittel

Tubusgrößen

Die notfallmäßige Intubation wird in aller Regel als *orotracheale Intubation* durchgeführt. Abhängig von Alter und Geschlecht werden dazu Tuben unterschiedlicher
Größe benötigt:

Alter	Innendurchmesser [mm]	Außendurchmesser [Charr]
Frühgeborene	2,5	12
Neugeborene	3,0	14
6 Monate	3,5	16
12 Monate	4,0	18
2. Lebensjahr	4,5	20
3.–4. Lebensjahr	4,5–5,0	20–22
5.–6. Lebensjahr	5,0–5,5	22–24
7.–8. Lebensjahr	5,5–6,0	24–26
9.–10. Lebensjahr	6,0–6,5	26–28
11.–12. Lebensjahr	6,5–7,0	28–30
13.–14. Lebensjahr	7,0–7,5	30–32

Geeigneten Tubus auswählen:
- Innendurchmesser [mm] = (Alter des Kindes/4) + 4
- Außendurchmesser [Charr] = 18 + Alter des Kindes (gilt ab 3. Lebensjahr)
- Stärke des Tubus = Stärke des Mittelgliedes des kleinen Fingers des Kindes
- Einführtiefe des Tubus (cm) = (Alter des Kindes/2) + 12 (bis Zahnreihe)
- bei Neugeborenen und kleinen Säuglingen geraden Laryngoskop-Spatel verwenden
- bei Neugeborenen ungeblockten Tubus verwenden
- Vorteile gecuffte Tuben:
  - Umintubationen kaum notwendig
  - Aspirationsrisiko geringer
  - kleiner gecuffter Tubus ist weniger traumatisch als ein zu großer ungecuffter Tubus

! Wenn man gecuffte Tuben verwendet, darf man nur so viel blocken, dass der
Tubus gerade dicht ist bei normalen Atemwegsdrücken.

Spatelgrößen

Die Wahl der Spatelgröße richtet sich nach dem Gewicht des Kindes:

Gewicht	Spatelgröße
< 10 kg	0
10–15 kg	1
15–25 kg	2
> 25 kg	3

 Bei Neugeborenen können manche Ärzte besser mit einem geraden Spatel intubieren – im Notarztdienst aber keine Erstlingswerke!

Vorgehen orotracheale Intubation

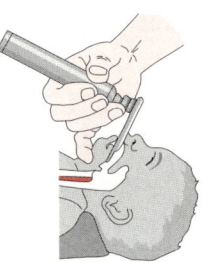

- Instrumentarium frühzeitig richten lassen, möglichst vorher Zugang legen
  und Monitoring anschließen (Minimum Pulsoxymeter)
- ausreichende Präoxygenierung
- Kind flach auf den Rücken lagern, größere Kinder werden dabei wie Erwachsene gelagert (Schnüffelstellung, flaches Polster unter Kopf), Säuglinge haben durch den großen Kopf ein „eingebautes Intubationskissen", hier hilft eine Stoffrolle unter den Schultern
- Laryngoskop mit der linken Hand vom rechten(!) Mundwinkel her so einführen, dass die Zunge nach links und vorne weggeschoben wird
- langsam vortasten, bis die Epiglottis sichtbar wird
- der Laryngoskopspatel gleitet mit der Spitze zwischen Zungengrund und Epiglottis ; durch Zug nach ventral-kaudal richtet sich die Epiglottis nun indirekt auf, die Stimmbänder sind sichtbar
- **DOR-Manöver** zur besseren Einsicht: Kehlkopf vom Helfer **d**rücken und nach **o**ben und **r**echts bewegen lassen
- Tubus mit der rechten Hand unter Sichtkontrolle in die Trachea einführen, ohne Sichtkontrolle rutscht er meist in die hinten liegende Speiseröhre
- Beatmungsbeutel anschließen und Tubuslage kontrollieren:
  – Heben sich die Unterschlüsselbeindreiecke oder gar der Oberbauch?
  – etCO$_2$ (endtidale Kohlendioxidkonzentration)
  – Auskultation
- Tubus mit einer 5-ml-Spritze vorsichtig so weit blocken, bis Beatmung gerade dicht ist

- Tubus mit Klebeband oder Mullbinde fixieren; **Cave:** kleine Kopfbewegungen → Extubation oder Tubus in Hauptbronchus; daher alles gut sichern!
- Guedel-Tubus als Beißschutz einführen
- Magensonde legen

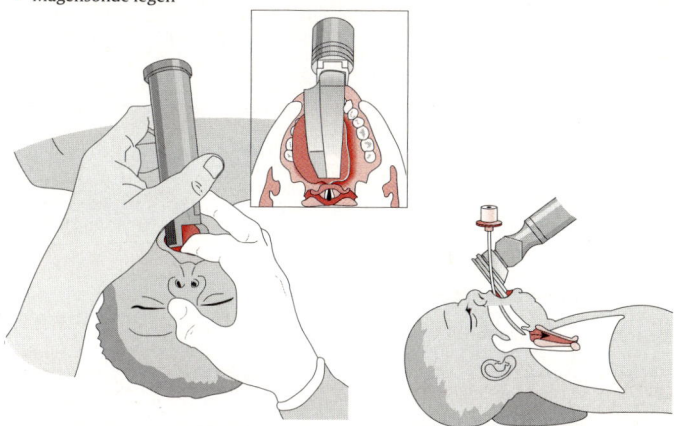

! Kinder sterben, nicht weil man sie nicht intubieren kann, sondern weil man es nicht lassen kann.

Alternative Beatmungsformen

Larynxtubus (LT)

Indikationen

- Sicherung der Atemwege bei unmöglicher endotrachealer Intubation
- Alternative zur endotrachealen Intubation für den Ungeübten

Kontraindikation

- noch vorhandene Schutzreflexe
- erhöhte Aspirationsgefahr
- größere Verletzungen im Pharynxbereich

Prinzip

LT sind Ein-Lumen-Tuben, die am distalen Ende verschlossen und mit einer ventral gelegenen Öffnung versehen sind. Die Atemwege werden über einen ösophagealen und einen pharyngealen Ballon abgedichtet, die über eine gemeinsame Zuleitung mit Luft gefüllt werden. Der ösophageale Cuff verschließt die Speiseröhre, der pharyngeale Cuff den Nasen-Rachen-Raum, sodass die Luft nur noch über die dem Kehlkopfeingang gegenüberliegende Öffnung entweichen kann. Der Larynxtubus wird blind eingeführt und erfordert demnach kein Intubationsinstrumentarium und auch keine Intubationserfahrung. Zur Verbesserung des Aspirationsschutzes sind auch Larynxtuben mit einem zusätzlichen Drainagelumen erhältlich. Über dieses Lumen kann eine Magensonde eingeführt werden und so eine aktive Druckentlastung und Absaugung des Magens durchgeführt werden.

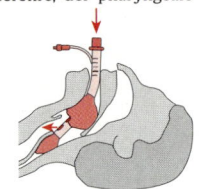

Tubusgrößen

Die verschiedenen Größen der LT sind nachfolgend dargestellt:

Verschiedene Größen von LT.

Größe	Altersgruppe	Farbe des Konnektors	Füllvolumen der Cuffs
0	Neugeborene bis 5 kgKG	transparent	10 ml
1	Babys, 5–12 kgKG	weiß	20 ml
2	Kinder, 12–25 kgKG	grün	35 ml
3	Kinder und kleine Erwachsene bis 155 cm Größe	gelb	60 ml
4	Erwachsene von 155–180 cm Größe	rot	80 ml
5	Erwachsene > über 180 cm Größe	violett	90 ml

Technik

- richtige Größe des LT auswählen
- beide Cuffs komplett mit Spritze entlüften, damit diese möglichst eng am Tubus anliegen
- den LT ausreichend mit Gleitmittel versehen, notfalls Wasser nehmen
- idealerweise Kopf des Kindes überstrecken (wie bei der endotrachealen Intubation)
- Mund des Kindes öffnen und den LT zentral einführen, dabei die Unterseite des LT mit der Spitze gegen den harten Gaumen des Kindes drücken und sanft am Gaumen ent-

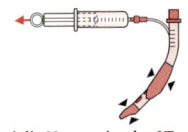

lang mittig in den Hypopharynx schieben, bis die mittlere Markierung auf Höhe der Zahnreihe liegt. Tubus nicht mit Gewalt einführen!

- beide Cuffs aufpumpen:
  - mit Cuffdruckmessgerät: mehrmalig auf ca. 60 cm H_2O aufpumpen (dabei werden automatisch zuerst der pharyngeale und dann der ösophageale Tubus gefüllt, wodurch die korrekte Lage stabilisiert wird); anschließend durch Drücken des roten Ablassventils den Druck auf 60–70 cm H_2O einstellen
  - ohne Manometer: Cuff mit einer 50-ml-Blockerspritze füllen, dabei Füllvolumen abhängig von der Tubusgröße wählen ,
- korrekte Lage des LT durch Auskultation überprüfen:
  - Beatmung nicht ausreichend: Tubus entweder weiter einschieben oder etwas hinausziehen (jeweils ca. 1 cm) bis auf die jeweilige äußere Markierung
  - Beatmung immer noch nicht ausreichend: LT entfernen und evtl. andere Größe verwenden
- Beißblock einsetzen (fixiert und schützt den Tubus)

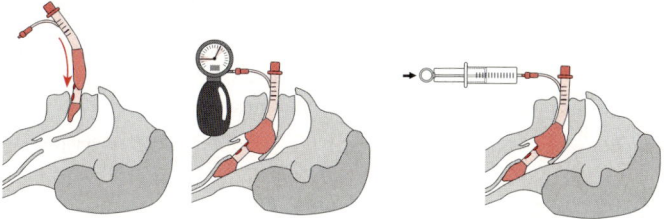

Larynxmaske (LM)

Die Beatmung mit der Larynxmaske wird als wirkungsvoller und einfacher als die Beatmung mit dem Beatmungsbeutel eingestuft, der Geübte sollte sie der Beutel-Masken-Beatmung vorziehen, sie stellt auch eine echte Alternative zur Intubation dar.

Indikationen

- Maßnahme bei nicht unverzüglich beherrschbaren Intubationsschwierigkeiten
- Überbrückungsmaßnahme bis zur definitiven (z. B. später innerklinischen) Intubation

Einsatz in der Klinik

Im Bereich der klinischen Anästhesie findet die LM bei Kurznarkosen als Alternative zur endotrachealen Intubation und zur Maskenbeatmung zunehmend Verbreitung. Voraussetzungen für den Einsatz der LM im *klinischen* Bereich sind:

- keine erhöhte Aspirationsgefahr, Nüchternheit (die LM schützt nicht sicher vor Aspiration!)
- ausreichend tiefe Narkose, ausgeschaltete Schutzreflexe
- keine größeren Verletzungen im Pharynx, keine Verlegungen im Larynx
- ausreichende Erfahrung des Anwenders

Prinzip

LM bestehen aus einem ovalen, maskenähnlichen Silikonkörper mit aufblasbarem Cuff-Rand, verbunden mit einem weitlumigen Tubus . Der Silikonkörper soll mit aufgeblasenem Cuff Epiglottis und Kehlkopf gegen Mundhöhle und Ösophagus abdichten und über den Tubus eine direkte „Luftbrücke" zwischen Beatmungsbeutel und Larynxeingang ermöglichen.

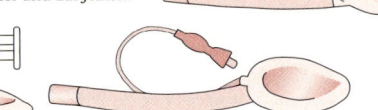

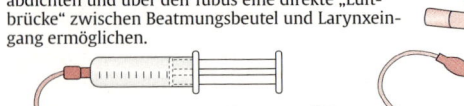

Maskengrößen

LM sind in verschiedenen Größen erhältlich, mit den Standardgrößen 3–5 kann man z. B. den Gewichtsbereich 30–100 kgKG abdecken:

Verfügbare Größen der LM und maximale Füllvolumina

Größe	Körpergewicht	Maximales Cuff-Volumen
1	Neugeborene < 5 kg	bis zu 4 ml
1½	Kleinkinder 5–10 kg	bis zu 7 ml
2	Kleinkinder 10–20 kg	bis zu 10 ml
2½	Kinder 20–30 kg	bis zu 14 ml
3	Kinder 30–50 kg	bis zu 20 ml
4	Erwachsene 50–70 kg	bis zu 30 ml
5	Erwachsene 70–100 kg	bis zu 40 ml

Vorgehen

- richtige Maskengröße auswählen
- Helferposition: *hinter* dem Kind
- Kopf des Kindes reklinieren und Reklination durch die linke Hand am Hinterkopf in dieser Position sichern
- LM mit der *rechten* Hand mit zungenwärts gerichteter Maskenöffnung und unter Beobachtung der Maskenspitze (darf nicht nach oben umknicken!) am harten Gaumen entlang peroral bis in den Hypopharynx vorschieben
- mit der Kuppe des Zeigefingers der rechten Hand die Maske so weit wie möglich abwärts in die richtige Lage drücken

- LM mit der linken Hand fixieren und Zeigefinger aus dem Rachen ziehen
- Cuff blocken, ohne dabei die LM festzuhalten, dabei zentriert sich die Maske normalerweise selbstständig
- manuelle Beatmung bei gleichzeitiger Lagekontrolle durch Auskultation und Inspektion der Thoraxexkursionen
- Fixierung der LM (wie ein Endotrachealtubus)

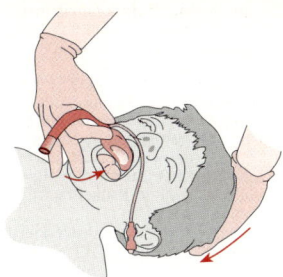

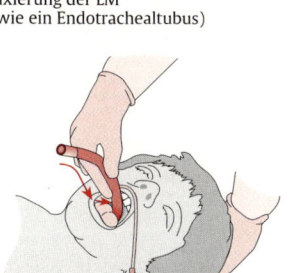

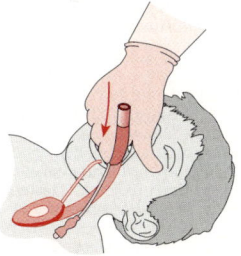

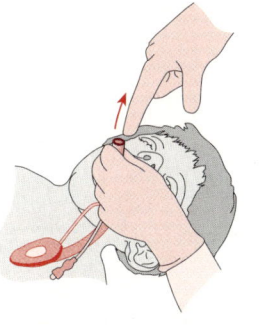

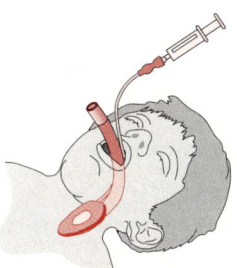

Die notfallmäßige Koniotomie

Indikation

Inadäquate Oxygenierung des Patienten UND Beatmung mit Beutel und Maske, der Einsatz pharyngealer Hilfsmittel und eine endotracheale Intubation misslingen z.B. bei Patienten mit supraglottischer oder auf Glottisebene befindlicher Atemwegsobstruktion:

- Zungenschwellung (z.B. allergisch)
- Verbrennung von Gesicht und Hals mit Weichteilschwellung
- Inhalationstrauma mit Schleimhautschwellung
- Blutung in Mund/Rachenraum bei Gesichttrauma, laryngeales Trauma
- Bolusgeschehen
- massive Mundöffnungsbehinderung

Definition

Bei der Koniotomie wird das Lig. cricothyreoideum (Lig. conicum) zwischen Schildknorpel und Ringknorpel mit einem Querschnitt durchtrennt und dadurch ein offener Zugang zur Trachea geschaffen. Alternativ kann auch ein spezielles Notfallkoniotomiebesteck (z.B. Mini-Trach II, Quicktrach) verwendet werden.

Technik

- Hals des Patienten durch Unterpolsterung der Schulter überstrecken, bei Verdacht auf HWS-Verletzungen Kopf durch einen Helfer unter leichter Extension ohne Reklination in Mittelstellung fixieren.
- Vorgehen ohne Notkoniotomie-Set:

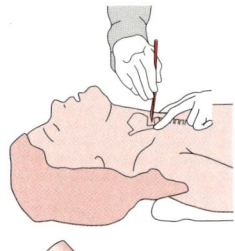

  – Schildknorpel (Adamsapfel) mit einer (z.B. der linken) Hand fixieren. Ertasten des Spalts zwischen Schildknorpelunterrand und Ringknorpeloberrand mit dem Zeigefinger.
  – Kehlkopf durch Vorspannen der Haut mit den Fingern der linken Hand fixieren.
  – 1–2 cm breite, quere Hautinzision zwischen den beiden Knorpeln setzen.
  – Wunde spreizen und mit weiterem Schnitt Querdurchtrennung des Lig. conicum im ertasteten Bereich (ca. 1–1,5 cm Schnittbreite), Inzision spreizen, z.B. mit Klemme oder Nasenspekulum.

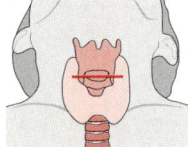

  – Trachealtubus mit Schliff zur Trachealhinterwand einführen. Tubus eine Größe kleiner als errechnet, Kontrolle/Fixation. **Cave:** 40% Komplikationen.

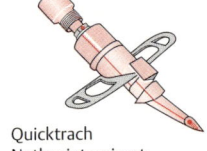

Quicktrach
Notkoniotomieset

- Vorgehen mit Notkoniotomie-Set:
  – Kehlkopf mit Daumen und Zeigefinger fixieren,
  – Spalt zwischen Schildknorpelunterrand und Ringknorpeloberrand ertasten,
  – Lig. concium im 90°-Winkel punktieren, eine vorherige Inzision ist wegen der scharfen Spitze und konischen Form des Sets nicht notwendig,
  – wenn Luft durch die aufgesetzte Spritze aspiriert werden kann, Notfallset auf etwa 60° absenken und bis zum Stopper in die Trachea vorschieben; kann keine Luft aspiriert werden (z.B. Patienten mit adipösem Hals), Notfallset vorsichtig weiter vorschieben (ggf. auch den Stopper jetzt bereits entfernen), bis die Trachea erreicht ist,
  – Stopper entfernen; danach nur noch die Plastikkanüle vorschieben und die Nadel dabei fixieren (außer bei adipösen Patienten, s. o.),
  – Nadel und Spritze entfernen, Tubus und Beatmungsbeutel oder –gerät anschließen.

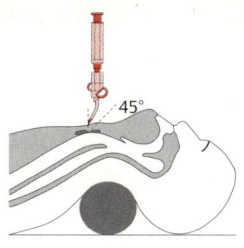

45°

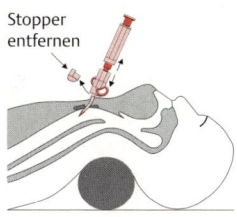

Stopper entfernen

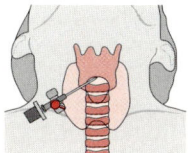

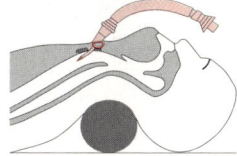

Trachealpunktion

! Die meisten industriellen Sets sind für Kinder zu groß, Trachealpunktion mit einer großlumigen Kanüle möglich, die eine Oxygenierung, aber keine Beatmung erlaubt (z.B. mit einer 14-G-Venenkanüle, auf diese passt ein Normkonnektor des 3,0er Tubus).

! Insgesamt ist der Atemwegsquerschnitt bei der Trachealpunktion niedrig, und es gibt keine Möglichkeit zur trachealen Absaugung oder Beatmung.

2.6   Notfallmonitoring

EKG-Diagnostik

Monitor-EKG

Indikationen

Rasche Erkennung von Herzrhythmusstörungen, Überwachung des Herzrhythmus und der Herzfrequenz.

Vorgehen

Die schnellste Möglichkeit, ein Monitor-EKG zu erhalten, ist die Ableitung über die Defi-Paddles. Dazu müssen die Paddles auf den üblichen Stellen (Apex und Sternum) aufgesetzt, angepresst und ruhig gehalten werden. Sobald wie möglich sollte dann zur (bildstabileren) Elektrodenableitung gewechselt werden.
3 oder 5 Klebeelektroden so auf dem Thorax des Kindes befestigen, dass die Herzachse nach Möglichkeit innerhalb der Ableitungen liegt. Für die Langzeitüberwachung ist es zweckmäßig, die Elektroden so zu platzieren, dass die Aktionsspannung mit günstiger Kurvenform (positive R-Zacke) und ausreichender Amplitude störungsfrei abgeleitet werden kann. Der größte Ausschlag wird dargestellt, wenn die Elektroden ober- und unterhalb des Herzens auf der elektrischen Achse angebracht sind.

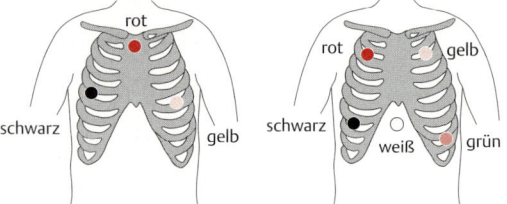

Probleme

- Das Stromkurvenbild entspricht in der Regel keiner der „klassischen" Ableitungen im Standard-EKG. Daher sind keine sicheren Aussagen, z.B. über Herzinfarktzeichen, möglich.
- Technische Störungen können Herzrhythmusstörungen vortäuschen, aber auch verbergen. Das entscheidende Kriterium für die Beurteilung der Situation des Kindes sollte daher nicht allein das EKG, sondern vor allem der klinische Zustand des Kindes sein.

12-Kanal-EKG

Extremitätenableitungen

- rechter Arm = rot (oder 1 Ring)
- linker Arm = gelb (oder 2 Ringe)
- linkes Bein = grün (oder 3 Ringe)
- rechtes Bein = schwarz (Erde)

Unipolare Brustwandableitung nach Wilson

- V_1: 4. ICR parasternal rechts
- V_2: 4. ICR parasternal links
- V_3: zwischen V_2 und V_4
- V_4: 5. ICR in der Medioklavikularlinie links (normalerweise Herzspitze)
- V_5: vordere Axillarlinie in Höhe von V_4 links
- V_6: mittlere Axillarlinie in Höhe von V_4 links

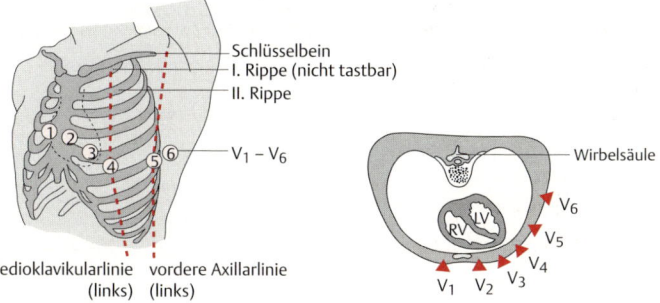

Schlüsselbein
I. Rippe (nicht tastbar)
II. Rippe

$V_1 - V_6$

Wirbelsäule

V_6
V_5
V_4
V_1 V_2 V_3

LV
RV

Medioklavikularlinie (links)   vordere Axillarlinie (links)

Pulsoxymetrie

Indikationen

Frühzeitige Erkennung von Störungen der aktuellen peripheren Sauerstoffsättigung (mit einem einfachen, nichtinvasiven Verfahren):
- als Screening-Maßnahme bei allen Notfallpatienten
- wichtigste apparative Überwachungs- und Untersuchungsmethode (4. Vitalzeichen)

Prinzip

Unter Oxymetrie versteht man die spektralfotometrische Messung der partiellen Sauerstoffsättigung des arteriellen Blutes (pS_aO_2). Das Verfahren macht sich die unterschiedlichen Absorptions- und Reflexionseigenschaften des Hämoglobins und seiner verschiedenen Derivate – insbesondere seine oxygenierten und seine desoxygenierten Varianten

– zunutze. Dazu wird über eine Lichtquelle Licht mit genau definierten Wellenlängen (660 nm und 940 nm) durch das Messorgan (z. B. Fingerbeere, Ohrläppchen) gesendet und auf der gegenüberliegenden Seite das ankommende Licht mit einem Fotodetektor gemessen . Beim Pulsoxymeter wird der Sättigungsgrad des Hämoglobins immer nur während der Pulswelle gemessen.

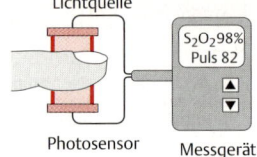

Vorgehen

Grundsätzlich soll das Oxymeter auf nackter, sauberer und unbeschädigter Haut angebracht werden:

- als Clip am Finger (Fingerbeere) oder Zehe bzw. am Ohrläppchen
- als Klebesensor z. B. am Nasenrücken

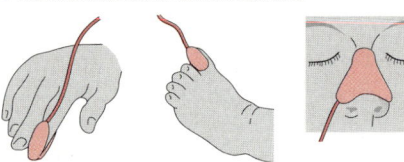

Normalwerte

- 95–100 %
- Werte < 92 % → Sauerstoffgabe
- Beatmung notwendig bei
  - rascher Verschlechterung
  - Werten < 70–80 %

Fehlermöglichkeiten

- Bewegungsartefakte
- bei RR-Werten unter 60 mmHg systolisch in der Regel keine Messung mehr möglich
- bei ausgeprägtem Hb-Abfall (< 8 g/dl) keine korrekte Messung möglich
- mit abnehmender peripherer Körpertemperatur und zunehmender Zentralisation oft keine ausreichende Registrierung des Pulssignals möglich
- falsch hohe Werte bei Kohlenmonoxidvergiftung
- falsch tiefe Werte bei Methämoglobinvergiftung/Methylenblaugabe

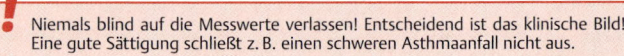

! Niemals blind auf die Messwerte verlassen! Entscheidend ist das klinische Bild! Eine gute Sättigung schließt z. B. einen schweren Asthmaanfall nicht aus.

Kapnometrie und Kapnografie

Prinzip

Die Kapnometrie ist eine nichtinvasive Methode zur kontinuierlichen Bestimmung und Überwachung des CO_2-Anteils in der Ausatemluft. Die Messung erfolgt mittels eines Infrarotanalysators, der entweder mit Hauptstrom- oder mit Nebenstromtechnik in die Ausatemluft des Kindes eingebracht wird, das Messergebnis wird als numerisches Ergebnis auf dem Display angezeigt. Wird zusätzlich noch der Verlauf der CO_2-Abatmung, d. h. der Kohlendioxidgehalt der Ausatmungsluft, grafisch dargestellt, spricht man von der Kapnografie.

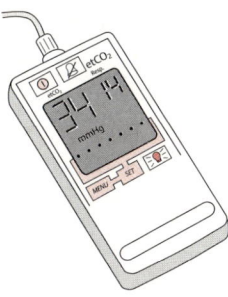

 Der Parameter, der gemessen wird, ist der endexspiratorische Kohlendioxidpartialdruck ($etCO_2$), auch als endtidale CO_2-Konzentration ($etCO_2$) bezeichnet.

Physiologische Grundlagen

Der CO_2-Gehalt in der Umgebungsluft liegt normalerweise bei nur 0,4 ‰. Der CO_2-Gehalt in der Inspirationsluft liegt demnach auch praktisch bei null. Der CO_2-Gehalt in der Exspirationsluft ist von der jeweiligen Phase der Ausatmung abhängig:
- zunächst kein Anstieg, da nur Totraumluft ausgeatmet wird
- dann steiler Anstieg bis zum Erreichen eines endexspiratorischen Plateaus (Ausatmen der Alveolarluft) und dadurch weitgehend Annäherung an den arteriellen Kohlendioxidpartialdruck ($PaCO_2$).

 Kapnometrie: bestes Verfahren zur Sicherung der korrekten Tubuslage, wichtiges Monitoringverfahren für eine Beatmung. Vorhaltung ist DIN-Vorschrift.

CO_2 29/0 mmHg   AF 32/min

Vorgehen

Zwischenschalten des Kapnometersensors oder des Ansaugstutzens zwischen Beatmungsgerät und Endotrachealtubus mit entsprechendem Adapter.

Normalwerte

$etCO_2$: 35–45 mmHg

Fehlermöglichkeiten

- Bei Notfallpatienten mit kardiopulmonalen Störungen (Abfall des HZV und der Lungendurchblutung), z. B. auch bei Lungenembolie, ist die Korrelation $etCO_2 : PaCO_2$ nicht mehr gegeben, der gemessene $etCO_2$ kann deutlich unter dem reellen $PaCO_2$ liegen.
- Metabolische Komponenten (z. B. Abfall des $etCO_2$ durch tiefe Hypothermie, Sedativa und Analgetika) können in der Notfallmedizin eher vernachlässigt werden.
- Es gilt auch für die Kapnometrie: niemals alleine auf die technische Messgröße verlassen!

2.7 Manuelle Defibrillation

Indikationen

Die Indikation für eine Defibrillation beim Kind wird wie beim Erwachsenen primär anhand eines zuvor abgeleiteten Monitor-EKG gestellt. In jedem Fall ist die Defibrillation indiziert bei:
- Kammerflimmern/Kammerflattern
- pulsloser Tachykardie mit dem klinischen Bild eines kardiogenen Schocks
- bei Säuglingen wird derzeit ausschließlich eine manuelle Defibrillation empfohlen (keine AED)

 Unbedingt altersabhängige Normwerte für die Herzfrequenz beachten! Kammerflimmern ist bei Kindern eine Rarität.

Prinzip

Bei der elektrischen Defibrillation wird über 2 der Thoraxwand anliegende Elektroden ein Stromstoß durch den Körper des Kindes geleitet. Dieser hat zum Ziel, eine möglichst große Zahl von Myokardzellen gleichzeitig zu depolarisieren, wodurch eine bestehende Herzrhythmusstörung beseitigt werden kann und einem Schrittmacherzentrum des Herzens die Möglichkeit gegeben wird, wieder einen geordneten Erregungsablauf herzustellen.

Zubehör

- Defibrillator
- EKG-Monitor mit Klebeelektroden
- Elektrodenpaste

Vorgehen

- Paddles entnehmen
- reichlich Gel auf die Paddles
- Defibrillatorelektroden platzieren
  – Kinder > 10 kgKG (> ca. 1 Jahr): Elektroden 8–12 cm Durchmesser

- Kinder < 10 kgKG: Kinderelektroden 4,5 cm Durchmesser
- der Stromfluss durch den Herzmuskel soll möglichst groß sein, daher Mindestabstand von 4 cm einhalten
- zwischen den Elektroden darf kein Wasser oder Gel sein (Gefahr des Kurzschlusses und der Verbrennung)
- Anterior-anterior-Position: Beide Elektroden liegen auf der Vorderseite des Thorax, z. B. die eine rechts parasternal unter der Klavikula, die andere links thorakal über der Herzspitze

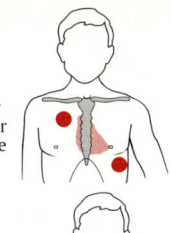

- Monitor-EKG ableiten: am schnellsten über die Paddles (nahezu bei allen Geräten möglich!), am besten über Klebeelektroden
- Laden; Defibrillationsenergie sowohl bei biphasischen als auch bei monophasischen Geräten bei 4 J/kgKG
- Warnen
- Schauen: Während des Stromstoßes dürfen Kind (und ggf. Bettgestell) nicht berührt werden!

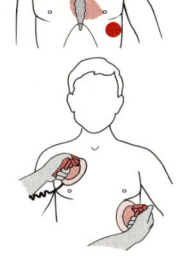

- **eine** Defibrillation; Paddles fest an den Thorax pressen (Anpressdruck je Paddle ca. 10 kg!), um den Übergangswiderstand zu reduzieren
- sofortiges Weiterführen der Basisreanimation für 2 Minuten
- Rhythmuskontrolle

Defibrillationsenergie bei Kindern (4 J/kgKG).

Altersstufe	Defibrillationsenergie
Neugeborene	15 J
Kleinkinder	60 J
Schulkinder	100 J
Jugendliche	150–200 J

Komplikationen

Mögliche Ursachen für eine primär erfolglose Defibrillation können sein:
- fehlerhafte Elektrodenposition
- keine oder zu wenig Elektrodenpaste verwendet (Hautwiderstand zu hoch)
- Elektroden nicht fest genug an den Thorax gepresst
- zu niedrige Defibrillationsenergie
- mangelhafte Oxygenierung des Herzens
- biologisch refraktäres Kammerflimmern

2.8   Automatisierte externe Defibrillatoren (AED-Geräte)

Ein automatisierter externer Defibrillator (AED) ist ein batterie- bzw. akkubetriebenes Gerät, das selbst ein EKG erstellt, auswertet, bei Kammerflimmern (VF) oder pulsloser ventrikulärer Tachykardie (VT) die Defibrillationsenergie bereitstellt, und dem Benutzer genaue Anweisungen gibt, was zu tun ist.

Indikationen

Frühdefibrillation durch Ersthelfer bei Kammerflimmern oder defibrillationspflichtiger Kammertachykardie. Ist kein manueller Defibrillator verfügbar, soll ein AED angewendet werden, der über spezielle Analysealgorithmen für pädiatrische Rhythmusstörungen und über die Möglichkeit zur Dosisreduktion für Kinder von 1–8 Jahren auf 50–75 J verfügt.

Kennzeichnung

DIN-Rettungszeichen: Automatisierter Externer Defibrillator (AED).

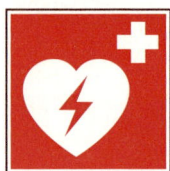

Vorgehen

- Elektroden anbringen
- Kinder > 8 Jahre (oder Kinder > 25 kgKG): Standards-AEDs und Erwachsenen-Pads verwenden
- Kinder von 1–8 Jahren: falls verfügbar, pädiatrische Klebeelektroden und/oder pädiatrischen Modus verwenden; sonst Standard-AED verwenden
- Anweisungen folgen
- Kinder < 1 Jahr: AEDs nicht empfohlen (→ manuelle Defibrillation)

2.9   Medikamente bei der Reanimation

Adrenalin

- Suprarenin 1 Amp.= 1 ml = 1 mg
- i. v. oder intraossär
  - initial 0,01 mg/kgKG (10 µg/kgKG), d. h.
  - bei verdünnter Lösung (1 Amp. Suprarenin + 9 ml NaCl-Lösung) 0,1 ml/kgKG (besser zu merken: 1 ml/10 kgKG)

- endotracheal
  - 10-mal höhere Dosierung: 0,1 mg/kgKG (100 µg/kgKG), d. h. 0,1 ml/kgKG der un-
    verdünnten Lösung (besser zu merken: 1 ml/10 kgKG der unverdünnten Lösung)
    auf 5 ml NaCl 0,9 % verdünnen
- Wiederholung nach ca. 3–5 min möglich

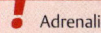

> **Adrenalin**
> - i. v. oder intraossär
>   - 0,01 mg/kgKG (= 0,1 ml/kgKG einer 1:10.000-Lösung)
>   - maximale Dosis: 1 mg
> - endotracheal
>   - 0,1 mg/kgKG (100 µg/kgKG) = 0,1 ml/kgKG der unverdünnten Lösung
>   (besser zu merken: 1 ml/10 kgKG der unverdünnten Lösung) auf 5 ml NaCl
>   0,9 %, gefolgt von 5 Beatmungen)
>   - maximale Dosis: 3 mg

Atropin

Die Gabe von Atropin bei der Asystolie bei Kindern ist keine eindeutig anerkannte Indikation. Erwogen werden kann die Gabe bei schwerer Bradykardie:
- Atropin 1 Amp. = 1 ml = 0,5 mg (d. h. 0,2 ml = 0,1 mg)
- i. v. oder intraossär
  - 0,01 mg/kgKG
  - Mindestdosis 0,1 mg
  - Maximaldosis 1 mg

> - i. v. oder intraossär:
>   - 0,01 mg/kgKG
>   - falls notwendig einmal wiederholen
> - endotracheal
>   - 0,03 mg/kgKG auf 5 ml NaCl, anschließend 5 Beatmungen
>   - falls notwendig einmal wiederholen
> - minimale Dosis: 0,1 mg
> - maximale Dosis: 1 mg (Jugendliche 3 mg)

2.10 Zusammenfassung der erweiterten Maßnahmen

Algorithmus für das Auffinden eines regungslosen Kindes

Der Algorithmus für die Basismaßnahmen ist auf S. 11 dargestellt.

Auffinden eines regungslosen Kindes
(nach ERC-Guidelines 2005; www.erc.edu)

Eigenschutz/-sicherung beachten

Bewusstsein?
- ja → Hilfeleistung nach Notwendigkeit
- nein → Notruf (veranlassen)

Atmung?
- ja → stabile Seitenlage — regelmäßig überprüfen
- nein → Patient flach lagern → Atemwege frei machen → 5 Beatmungen

Kreislaufzeichen?
- ja → weiter beatmen — alle 60 s überprüfen
- nein → CPR 15 : 2 → Defibrillator/EKG anschließen, sobald verfügbar

Kammerflimmern? VT
- ja → Defibrillieren 4 J/kg KG → CPR 15 : 2 für 2 Minuten
- nein → CPR 15 : 2 für 2 Minuten

während CPR:
- reversible Ursachen korrigieren*
- Elektroden überprüfen
- Atemwege sichern, Sauerstoffgabe
- i.v./i.o. Zugang
- Adrenalin alle 3–5 Minuten
- Amiodaron, Atropin, Magnesium erwägen

*potenziell reversible Ursachen sind: Hypoxie, Hypovolämie, Hyper-/Hypoglykämie u.a. metabolische Störungen, Hypothermie, Spannungspneumothorax, Tamponade, toxische Ursache, thromboembolisch/mechanische Obstruktion

Erweiterte lebensrettende Maßnahmen

Säugling

ansprechbar? → Atemwege frei machen Atmung vorhanden? → 5-mal Beatmen → Pulse vorhanden? → Herzdruck-massage, Beatmung

Kind

sobald Gerät verfügbar

Rhythmusanalyse

defibrillierbar
(Kammerflimmern/pulslose Kammertachykardie)

während CPR:
- reversible Ursachen korrigieren*
- Elektroden überprüfen
- Atemwege sichern, Sauerstoffgabe
- i.v./i.o. Zugang
- Adrenalin alle 3–5 Minuten
- Amiodaron, Atropin, Magnesium erwägen

nicht defibrillierbar
(PEA, Asystolie)

1 Schock
4 J/kgKG oder AED
(Energieanpassung möglich?)

sofort weiterführen:
CPR 15 : 2
für 2 Minuten

sofort weiterführen:
CPR 15 : 2
für 2 Minuten

* s. Fußnote S.50

(nach ERC-Guidelines 2005; www.erc.edu)

2.11   Sedierung – Analgesie – Narkose

Die früher geübte Zurückhaltung gegenüber Schmerzmitteln und Narkose am Notfallort hat heute nur noch eingeschränkte Gültigkeit.

 Die positiven Aspekte der Sedierung und der Analgesie im Sinne einer Dämpfung des Sympathikotonus überwiegen die Nachteile (erschwerte Diagnostik in der weiterbehandelnden Klinik) bei Weitem.

Die adäquate Therapie bei Zuständen, die eine analgesierende Maßnahme verlangen, ist deshalb eine echte notfallmedizinische Aufgabe. Wie bei allen medikamentösen Maßnahmen im Notfalldienst werden die Substanzen primär über einen sicheren venösen Zugang appliziert, am besten in kleinen fraktionierten Dosen.

 Sedierung, Analgesie und Analgosedierung verlangen nach gleicher Überwachung wie bei Vollnarkosen → Ausrüstung für Notintubation bereitstellen, Absaugbereitschaft herstellen.

Sedierung

Indikationen

- Unruhe, Angstzustände, Schmerzzustände
- akute neurologische Krankheitsbilder wie Psychosen, Vergiftungen

Angestrebter Zustand

- erweckbar auf Ansprache, vorhandene Schluckreflexe
- Schmerztoleranz meist nicht gegeben

Prinzipien

Titrierende Dosierung der Medikamente, sodass keine zu tiefe Sedierung eintritt.

Medikamente

Benzodiazepine

Diazepam

 Diazepam ist aufgrund jahrzehntelanger Erfahrung in der Praxis weitverbreitet und durch seine zahlreichen Applikationsformen (Tbl., Tr., Rektiolen, Ampullen) gut handhabbar.

Dosierung von Diazepam zur Sedierung und beim Krampfanfall.

Indikation/Alter	Dosierung	Beispiele/Anmerkungen
Initial	0,2 mg/kgKG i. v.	• Dosierung nach Wirkung
Säugling	• rektal 5 mg • i. v. 1–2 mg, ggf. wiederholen	• **Cave:** Atemstillstände beschrieben
Kleinkind	• rektal 10 mg (ab 15 kgKG) • i. v. 2–4 mg, ggf. wiederholen	
Jugendlicher	• i. v. 5–10 mg, ggf. wiederholen	

Midazolam

Gut steuerbares Sedativum (wirkt mit 20–30 min deutlich kürzer als Diazepam und hat geringere hämodynamische NW), Mittel der ersten Wahl in der präklinischen Notfallmedizin.

Dosierung von Midazolam zur Sedierung.

Indikation	Dosierung	Beispiel 20 kgKG
Sedierung	i. v. 0,1 mg/kgKG	2 mg = 2 ml Dormicum V5
	rektal 0,5 mg/kgKG	10 mg = 10 ml Dormicum V5 bzw. 2 ml Dormicum V15
	nasal 0,2 mg/kgKG	4 mg = 4 ml Dormicum V5 oder besser 0,8 ml Dormicum V15

Lorazepam

Als schnell resorbierbare Bukkaltablette derzeit „Geheimtipp" bei krampfendem Kind ohne Zugang. Für Kinder unter 6 Jahren nicht zugelassen.

Dosierung von Lorazepam zur Sedierung.

Indikation	Dosierung	Beispiel 20 kgKG
Sedierung, Krampfanfall	0,05 mg/kgKG	1 mg Lorazepam = 1 Tbl. Tavor 1 mg expidet
	Tavor expidet ist in 2 Wirkstärken erhältlich (1 mg und 2,5 mg) • 15–50 kgKG: 1 mg Lorazepam = 1 Tbl. Tavor 1 mg expidet • > 50 kgKG: 2,5 mg Lorazepam = 1 Tbl. Tavor 2,5 mg expidet	

Analgesie

Angestrebter Zustand

Das therapeutische Ziel der Analgesie in der Notfallmedizin besteht darin, den Schmerz als Faktor der Bedrohung der Vitalfunktionen auszuschalten und somit die anderen jeweils erforderlichen Maßnahmen zu ermöglichen und zu unterstützen.

Prinzipien

- kein kritikloser Einsatz hochpotenter Analgetika um jeden Preis
- titrierende Analgetikaverabreichung unter besonderer Überwachung und Sicherung von Atmung und Kreislauf
- individuelle Analgesie unter Anpassung an die Schmerzstärke sowie deren Ursache und Dauer

Medikamente

Nichtopioid-Analgetika

Leichtere bis mittelstarke Schmerzen werden auch bei Kindern zunächst mit Nichtopioidanalgetika behandelt.

Wirkprofile und Dosierung von Nichtopioid-Analgetika.

Präparat	Substanz	Dosis	Beispiel 20 kgKG
Metamizol	Novalgin	15 mg/kgKG	300 mg (= 0,6 ml) i. v.
Paracetamol	ben-u-ron	20 mg/kgKG	500 mg Zäpfchen
Ibuprofen	Nurofen Saft	10 mg/kgKG	200 mg (10 ml Saft 2%)

Paracetamol wird oft schon von den Eltern gegeben und führt bei Überdosierung zum Leberversagen. Metamizol ist aufgrund seiner krampflösenden Eigenschaft bei Bauchschmerzen sinnvoll, Ibuprofen vor allem bei Entzündungen.

Opioidanalgetika

Bei den Opiaten handelt es sich um die natürlichen oder synthetischen Substanzen, die eine Wirkung analog dem Opium bzw. dem Morphin aufweisen. Die unterschiedlichen Wirkprofile sind nachfolgend dargestellt.

 Im Notarztdienst sollte man sich aufgrund der Ähnlichkeit der Substanzen auf ein sinnvolles Präparat, z. B. Morphin, beschränken.

Wirkprofile und Dosierung von Opioidanalgetika.

Präparat	Substanz	Wirkungseintritt [min]	Wirkungsdauer [h]	Dosierung (i. v. Gabe) [mg]	Nebenwirkungen
Morphinum hydrochloricum	Morphin	5–10	3–5	0,1 mg/kgKG	Übelkeit, Erbrechen, RR-Abfall, Atemdepression
Dipidolor	Piritramid	5–10	5–6	0,1 mg/kgKG	
Fentanyl	Fentanyl	2–3	0,5	0,001 mg/kgKG	

Alle Substanzen können nach 5 Minuten ggf. in halber Dosis wiederholt werden. Da das Maximum der Atemdepression bei manchen Substanzen erst nach ½ Stunde eintritt, stets lückenlose Pulsoxymetrie (sonst Kunstfehler: Tötungsdelikt!).

S-Ketamin

Die besonderen Vorteile von Ketamin liegen zum einen in der geringen Beeinträchtigung der Atem- und Kreislauffunktion, zum anderen in der Möglichkeit, es – in Abhängigkeit von der Dosierung – sowohl als Analgetikum als auch als Narkotikum einzusetzen. Aufgrund der besseren Verträglichkeit sollte grundsätzlich nur noch S-Ketamin verwendet werden. Nur wenn dieses nicht zur Verfügung steht, kann auf „normales" Ketamin zurückgegriffen werden, welches grundsätzlich 50–100 % höher dosiert werden muss.

Charakteristika von S-Ketamin.

Präparat	Ketanest S • 1 Amp. = 5 ml mit 5 mg/ml = 25 mg • 1 Amp. = 2 ml mit 25 mg/ml = 50 mg • 1 Inj.-Flasche = 20 ml mit 5 mg/ml = 100 mg
Indikationen	• Analgesie und Anästhesie in der Notfallmedizin • Intubation im Status asthmaticus (in Kombination mit Muskelrelaxans)
Kontraindikationen	• Hypertonie (RR ≥ 180/100 mmHg) • fehlende Überwachungsmöglichkeit
Wirkungsweise	analgesierend, anästhesierend
Nebenwirkungen	• Steigerung von Blutdruck und Herzfrequenz • Hirndrucksteigerung möglich • Aufwachreaktion und Träume • bei schneller Injektion Atemdepression möglich • erhöhter Speichelfluss

Dosierung von S-Ketamin.

Indikation	Dosierung	Beispiel 20 kgKG
Analgesie	• i. v. 0,25 mg/kgKG • i. m. 0,5 mg/kgKG	• Ketanest S 5 mg i. v. • Ketanest S 10 mg i. m.
Narkose oder Asthmaanfall	• i. v. 1 mg/kgKG • i. m. 2 mg/kgKG	• Ketanest S 20 mg i. v. • Ketanest S 40 mg i. m.
Narkoseführung	½ Dosis alle 10 Min. wiederholen	• Ketanest S 10 mg i. v. • Ketanest S 20 mg i. m.

 Cave: Großes Ampullenverwechslungsrisiko, da 5-fache Überdosierung bei falscher Ampulle! Ketanest S wegen des ausgelösten Speichelflusses stets mit Atropin (0,01 mg/kgKG) kombinieren, geht als Mischspritze. Ketamin („ohne S") 50 % höher dosieren.

Analgosedierung

Angestrebter Zustand

- schlafend
- allenfalls ungezielte Reaktionen

Die Übergänge zwischen Analgosedierung und Vollnarkose sind fließend, die individuelle Dosis variiert extrem von Kind zu Kind. Daher gibt es keine allgemeingültigen „Kochrezepte", und die Indikationsstellung muss streng erfolgen (meist nicht nüchterne Kinder, ungesicherter Atemweg, viel Luft nach Schreien geschluckt, Gefahr des Erbrechens ↑ → Aspirationsrisiko ↑).
Sollte nur eine leichtere Analgosedierung notwendig sein, sollte der Nichtanästhesist antagonisierbare Substanzen bevorzugen:
- Midazolam (Antagonist: Anexate 0,01 mg/kgKG)
- Opioide wie z. B. Morphin/Fentanyl/Piritramid (Antagonist: Naloxon 0,01 mg/kgKG)

Analgosedierung-Schema (ohne Beatmung)

Medikament	Dosierung	Beispiel 20 kgKG
Einleitung		
Midazolam	0,1 mg/kgKG i. v.	2 mg Dormicum V 5 mg/5 ml i. v.
S-Ketamin	0,25 mg/kgKG i. v.	5 mg Ketanest S i. v.
oder		oder
Morphin	0,1 mg/kgKG i. v.	2 mg Morphin i. v.
oder		oder
Fentanyl	0,001 mg/kgKG i. v.	0,02 mg (2 ml = 0,1 mg ad 10 ml NaCl, von dieser Lösung 2 ml)
Fortführung (alle 10–20 Minuten)		
S-Ketamin	0,25 mg/kgKG i. v.	5 mg Ketanest S i. v.
oder		oder
Morphin	0,1 mg/kgKG i. v.	2 mg Morphin i. v.
oder		oder
Fentanyl	0,001 mg/kgKG i. v.	0,02 mg (2 ml = 0,1 mg ad 10 ml NaCl, von dieser Lösung 2 ml)

Narkose

Angestrebter/provozierter Zustand

- Schmerztoleranz
- Verlust protektiver Reflexe
- Atemweg und Atmung gestört

Indikationen

- stärkste, anders nicht zu beherrschende Schmerzen bei verunfallten Kindern (reicht nicht doch etwas S-Ketamin?)
- Hypoxie trotz O_2-Gabe
- zunehmende Vigilanzstörungen, unzureichende Schutzreflexe (GCS ≤ 8)
- respiratorische Erschöpfung (steigendes etCO$_2$)
- Atemstillstand
- Polytrauma

Kindernarkose im Rettungsdienst

Die Narkose des Kindes ist selbst für den routinierten Notarzt geradezu eine Riesenhürde: ungewohnte, enge Umgebung, unbekanntes, ungeübtes Assistenzpersonal, technische Schwierigkeiten (Intubation/Zugang) und der große Druck – dem Kind darf nichts passieren. Daher sollte man sich stets fragen:

- Ist der Nutzen einer Narkose größer als ein möglicher Schaden?
- Reicht meine Erfahrung und die des Teams?
- Ist wirklich alles gut vorbereitet?
- Ist der zügige Transport und die Beorderung des Anästhesisten in den Schockraum möglicherweise die bessere Wahl?

Selbst bei der Reanimation wurde bis heute die Überlegenheit einer Intubation nicht nachgewiesen.

> Vorteile der endotrachealen Intubation und Narkoseeinleitung:
> - Verhinderung einer Aspiration
> - effektive Analgesie
> - Optimierung der Oxygenierung

Probleme/Komplikationen

Atemwegskomplikationen sind das häufigste Problem bei Kindern.

- Nüchternheit: Als „nüchtern" und somit nicht mit erhöhtem Aspirationsrisiko behaftet gelten Kinder, die 6 Stunden vor dem Trauma nichts mehr gegessen und allenfalls klare Flüssigkeiten bis 2 Stunden vor dem Trauma tranken (Muttermilch: 4 Stunden).
- Erbrechen während Narkoseeinleitung
  - atmet Kind noch ausreichend → sofort in Seitenlage bringen
  - Absaugen – Intubieren, vor Beatmung endotracheal absaugen
  - Beatmung mit PEEP
  - Out: Sellick-Handgriff vor Narkose bei Kindern (kann Erbrechen auslösen), Magensonde vor Intubation (unmenschlich)
- Kind verschlechtert sich nach Intubation? Mögliche Ursachen:
  - Fehllage des Tubus („in doubt take it out")
  - falsch zusammengesetztes Beatmungsgerät
  - Pneumothorax
  - Obstruktion (Schleim, Knick)

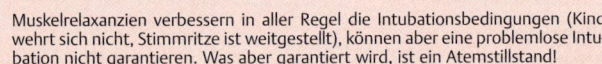

> Muskelrelaxanzien verbessern in aller Regel die Intubationsbedingungen (Kind wehrt sich nicht, Stimmritze ist weitgestellt), können aber eine problemlose Intubation nicht garantieren. Was aber garantiert wird, ist ein Atemstillstand!

Narkoseablauf

Narkosevorbereitung

Sobald man erwägt, eine Narkose einzuleiten, sollte ein Rettungsassistent mit der Vorbereitung beginnen. Gerade der Ungeübte braucht dazu gerne einmal mehr als 10 Minuten, eine Checkliste sollte verwendet werden.

Checkliste Narkosevorbereitung
- Pulsoxymetrie anschließen, Ton an!
- Medikamente: Atropin, Succinylcholin, S-Ketamin, Midazolam, beschriftet
- Venenzugang gesichert, evtl. intraossärer Zugang
- Absaugung: großlumiger (grün/rot) Absaugkatheter bereit (nicht dauernd laufen lassen, ängstigt das Kind)
- Beutel, Maske/Sauerstoffreservoir, Sauerstoffschlauch, Guedel-Tubus
- Laryngoskop (Kaltlicht ist Pflicht – heller und zuverlässiger!)
- Tubus: Größe: _____ (immer einen kleineren und größeren bereitlegen)
- Laryngoskopspatel
- Kapnometer
- alternativer Atemweg (Larynxmaske/-tubus)
- Stethoskop
- Beatmungsgerät

Präoxygenierung

Es ist stets eine gute Präoxygenierung anzustreben → beim noch spontan atmenden Kind mit einer Sauerstoffmaske oder Bedampfen mit einem Sauerstoffschlauch.

Beim kleinen Säugling kommt es nach nur 7 Sekunden Apnoe zur Hypoxie – niemand schafft es in dieser Zeit zu intubieren/beatmen → Präoxygenierung erzeugt 5-mal mehr Zeit!

Narkoseeinleitung

Trotz fehlender Nüchternheit ist in jedem Fall eine Maskenbeatmung (100 % O_2) vor der Intubation obligat (entgegen der Regeln beim Erwachsenen). **Cave:** Die meisten Narkosezwischenfälle ereignen sich durch eine zu flache Narkose. Insbesondere ist bei einem nicht ausreichend betäubten Kind die Intubation erschwert bis unmöglich.

Hypnose	+	Analgesie	+	Muskelrelaxanzien**
Midazolam	+	S-Ketamin oder Morphin/Fentanyl	+	Succinylcholin
Etomidat	+	Morphin/Fentanyl	+	Succinylcholin

** Relaxierung für den Erfahrenen dringend empfohlen, sonst Intubation deutlich erschwert, traumatisch und nach Intubation heftiges Husten möglich (HWS-Bewegung ↑ evtl. fatal bei Fraktur)

Narkosefortführung

Fortsetzung der Gabe von Hypnotika und von Analgetika

Hypnose	+	Analgesie
Midazolam	+	S-Ketamin
oder		oder
Midazolam	+	Morphin oder Fentanyl

Narkoseschema Intubation und Beatmung

Patientenkollektiv: Kinder mit instabilem/drohend instabilem Kreislauf, Polytrauma, Verbrennungen.

Maßnahme	Medikament	Dosierung	Beispiel 20 kgKG
Narkoseeinleitung			
Präoxygenierung	Maskenbeatmung, S. 27ff.		
Hypnose	Midazolam	0,1 mg/kgKG i. v.	2 mg Dormicum V 5 mg/5 ml i. v.
Analgesie + Hypnose	S-Ketamin	1 mg/kgKG i. v.	20 mg Ketanest S i. v.
ggf. Relaxation	Succinylcholin	2 mg/kgKG i. v.	40 mg Lysthenon i. v.
Hemmung Speichelfluss	Atropin	0,01 mg/kgKG	0,2 mg = 0,4 ml Atropin i. v.
Narkosefortführung (alle 10–20 Minuten)			
Analgesie-Repetition	S-Ketamin	0,5 mg/kgKG i. v.	10 mg Ketanest S i. v.
Hypnose-Repetition (alle 20 min.)	Midazolam	0,1 mg/kgKG i. v.	2 mg Dormicum V 5 mg/5 ml i. v.
oder			
Hypnose-Repetition	Midazolam	0,1 mg/kgKG i. v.	2 mg Dormicum V 5 mg/5 ml i. v.
Analgesie-Repetition ca. alle 20–30 min	Morphin	0,1 mg/kgKG i. v.	2 mg Morphin i. v.
	oder		
	Fentanyl	1–2 µg/kgKG i. v.	0,02–0,04 mg Fentanyl i. v.

Beispiel für eine Narkosedurchführung

Kind, 20 kg, 5 Jahre, polytraumatisiert, schreiend

Narkose-einleitung	Mischspritze Ketanest S* 1,6 ml + Atropin 0,4 ml i.m. in Oberschenkelmitte (Esketamin 40 mg, 2 mg/kgKG, Atropin* 0,01 mg/kgKG)

Kind schläft etwa in 5 Minuten ein (Augen bleiben meist offen, erstes Narkosezeichen: Nystagmus); meist ausreichende Spontanatmung, dennoch Pulsoxymeter, da Atemstillstand und Kehlkopfkrampf möglich. Vorteil: Kind schläft und man kann etwas entspannter die Venen-punktion oder intraossäre Punktion durchführen. Pulsoxymeter stets > 90% halten, ggf. assistierte Maskenbeatmung. Venenzugang (oder i.o.) gesichert und laufende 250 ml NaCl 0,9%, Pulsoxymeter/EKG/Blutdrucküberwachung 3-minütlich

alle Vorbereitungen fertig?

Ketanest + Suxa	Ketanest S* 1–2 ml i.v. (1–2 mg/kgKG) Suxamethonium 2% 2 ml i.v. (2 mg/kgKG, Säugling 3 mg/kgKG)

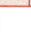

30 Sekunden warten!
Ein zu früher Intubationsversuch klappt nicht und ist die häufigste Aspirationsursache!
Kind vorsichtig mit Maske und 100% O$_2$ beatmen
Alternativverfahren bei Problemen bedenken: Beutel-Maske, Larynxmaske, Larynxtubus

Intubation	5er Magill-Tubus manuelle HWS-Immobilisation Lippensicherung Beutel-Maskenbeatmung

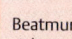

Beatmung sichern	Kapnometrie und Auskultation Beatmung einstellen: 160 ml x 20, PEEP 5, 100% O$_2$ Magensonde legen ängstliche Kinder schlucken Luft, Magenventilation →Magen↑→ Atembehinderung Kontraindikationen: Mittelgesichts-/Schädelfrakturen

Narkose-fortführung	Midazolam 2 mg i.v. (0,1 mg/kgKG) Ketanest S und Midazolam alle 15 Minuten in halber Dosis wiederholen

weitere Maß-nahmen	ggf. HWS-Immobilisation, Kopf mit Klebeband fixieren Ganzkörperstatus, Wärmeerhalt (Rettungsfolie) Voranmeldung: „beatmetes Kind"

2.12 Geburt

Der Notarzt wird im Rettungsdienst hin und wieder auch mit Notfällen konfrontiert, die im Rahmen einer Schwangerschaft oder Geburt auftreten können. Auch wenn die fachliche Kompetenz des Notarztes in diesen Fällen sicherlich nicht der eines Gynäkologen oder erfahrenen Geburtshelfers entspricht, sollten zumindest die wesentlichen Fakten über Schwangerschaft, normale Geburt und einige spezifische Krankheitsbilder präsent sein.

Im folgenden Kapitel werden deshalb die wichtigsten geburtshilflichen Daten und Maßnahmen, die Erstversorgung des Neugeborenen sowie spezifische Krankheitsbilder während der Schwangerschaft in Kürze dargestellt.

Schwangerschaft

Mutterpass

Die wichtigsten Daten über die Schwangerschaft finden sich in dem üblicherweise vom betreuenden Gynäkologen angelegten *Mutterpass*. Deshalb immer danach fragen und den Pass in die Klinik mitnehmen.

Abkürzung	Erläuterung
BEL	Beckenendlage
KL	Kopflage
M	Mens
QL	Querlage
SL	Schädellage
Sp	Spontangeburt
SSW	Schwangerschaftswoche
VE	Vakuumextraktion

Schwangerschaftsdauer

Die Schwangerschaft dauert normalerweise 9 Kalendermonate oder 40 Wochen, gerechnet vom 1. Tag der letzten Periode an. Innerhalb einer Schwankungsbreite von ± 2 Wochen, d. h. also zwischen der 39. und 42. SSW, werden ca. 80 % aller Kinder geboren. Eine abweichende Schwangerschaftsdauer wird wie folgt bezeichnet:

- Frühabort: < 16 SSW
- Spätabort: > 16 SSW
- Frühgeburt: < 37 SSW mit Lebenszeichen
- Spätgeburt: > 42 SSW

Alle Neugeborenen mit einem Geburtsgewicht von weniger als 2500 g werden ebenfalls als Frühgeburt bezeichnet.

Fundusstand

Der Fundusstand erlaubt eine ungefähre Abschätzung des Schwangerschaftsalters. Mit dem *1. Leopold-Handgriff* wird die Höhe des Fundusstands bestimmt.

In den ersten Tagen der 37. Woche senkt sich der Uterusfundus und hat dann etwa die gleiche Höhe wie in der 32. SSW. Von diesem Zeitpunkt an kann man nach 3–4 Wochen mit der Geburt rechnen.

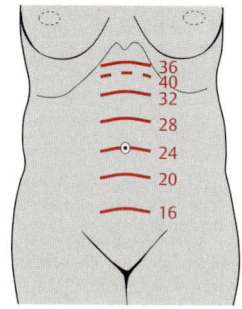
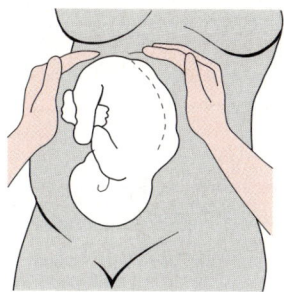

Höhenstand des Uterusfundus im
Verlauf der Schwangerschaft

Wehenhemmung

Indikationen

Die Wehenhemmung ist bei einer drohenden Frühgeburt (vor allem < 32 SSW) und bei Komplikationen unter der Geburt (z. B. Nabelschnurvorfall, Fehllage des Kindes, Plazenta praevia) indiziert.

Durchführung

Die Wehenhemmung wird mit β-Sympathikomimetika durchgeführt . Dazu eignen sich im Notarztdienst in erster Linie Dosier-Aerosole:

Indikation	Medikament	Dosierung	Beispiel
Wehenhemmung per inhalationem	Fenoterol-Aerosol	0,2–0,5 mg	2 × 2 Hübe Bero-tec-Aerosol
Wehenhemmung per infusionem	Magnesium	2 g langsam i. v.	

Cave: Die Wirkung dieser Medikamente (z. B. von Fenoterol in inhalativer Form, von Magnesium grundsätzlich) ist umstritten.

Normale Geburt

Als normale Geburt bezeichnet man die spontane Geburt am Ende der Schwangerschaft eines normal großen Kindes aus der vorderen Hinterhauptslage.
Zeichen einer bevorstehenden Geburt sind:
- Fruchtwasserabgang
- Blutung
- Abgang von blutigem Schleim
- eindeutige, weitgehend regelmäßige Wehentätigkeit

Die Hauptfrage ist, wie weit die Geburt bereits fortgeschritten ist.

Geburtsablauf

Eröffnungsperiode

Die Eröffnungsperiode beginnt mit den ersten Geburtswehen und endet mit der vollständigen Eröffnung des Muttermunds (etwa 10 cm Durchmesser). Kennzeichen der bevorstehenden Geburt ist eine regelmäßige Wehentätigkeit (mindestens über ½ h alle 10 min Wehen).
Gegen Ende der Eröffnungsperiode kommt es im typischen Fall zum *Blasensprung,* wobei normalerweise klares Fruchtwasser aus der Scheide abläuft. Verfärbungen des Fruchtwassers (grünliche Farbe) deuten auf eine Störung hin, z.B. Sauerstoffmangel des Kindes, in diesem Fall unverzüglich unter Voranmeldung in den nächsten Kreißsaal, ggf. Notsectio erforderlich.
Die Dauer der Eröffnungsperiode beträgt durchschnittlich:
- bei Erstgebärenden 5–10 h
- bei Mehrgebärenden 2–4 h

In der Eröffnungsphase genügt es, die Schwangere in eine geburtshilfliche Abteilung zu transportieren, weitere medizinische Maßnahmen sind normalerweise nicht erforderlich.

Austreibungsperiode

Die Austreibungsperiode reicht vom Zeitpunkt der vollständigen Eröffnung des Muttermunds bis zur Geburt des Kindes. Sie dauert bei Erstgebärenden normalerweise 15–30 min, ist bei Mehrgebärenden jedoch oft erheblich kürzer. Ist die Austreibungsperiode voll im Gang, so treten alle 2–3 min Presswehen mit einer Dauer von 60–70 s auf.
Der Transport in eine Klinik sollte nicht mehr durchgeführt werden, wenn die Austreibungsphase bereits so weit fortgeschritten ist, dass der kindliche Kopf in der Vulva zu sehen ist und regelmäßige Presswehen im Gange sind.

Nachgeburtsperiode

Innerhalb von etwa 30 min nach der Geburt sollte sich die Plazenta völlig gelöst und durch die Nachgeburtswehen abgestoßen haben. Der Blutverlust beträgt dabei normal nicht mehr als ca. 300 ml.
Durch einen leichten Zug an der Nabelschnur (**Cave:** nur vom Erfahrenen durchzuführen) können die Nachgeburtswehen unterstützt werden. Außerdem Verabreichung eines kontraktionsfördernden Medikaments (z. B. Oxytocin 3 IE i. v. = 1 Amp. Orasthin).

Normale Geburt aus Schädellage

Ablauf	Frontal	Seitlich	Von unten
Eintritt des Kopfs in den Beckeneingangsraum: die Pfeilnaht verläuft quer			
Durchtritt des Kopfs durch die Beckenhöhle: die kleine Fontanelle wird zur Leitstelle			
vollständige Drehung des Kopfs: die Pfeilnaht verläuft gerade			
Austritt des Kopfs aus dem Geburtskanal			
äußere Drehung des Kopfs: Durchtritt der Schultern im geraden Durchmesser			

Ablauf	Frontal	Seitlich	Von unten
Vollendung der äußeren Drehung des Kopfs: Geburt der hinteren Schulter über den Damm			

Normale Geburt aus Beckenendlage

Ablauf	Frontal	Seitlich	Von unten
Eintreten des Steißes in den Beckeneingangsraum			
der kindliche Steiß ist auf dem Beckenboden angekommen			
Geburt des Rumpfs			
Geburt des Rumpfs: sobald die Beine durchgetreten sind, dreht sich der Rücken			

Ablauf	Frontal	Seitlich	Von unten
Geburt der Schulter			
Geburt des Kopfs			

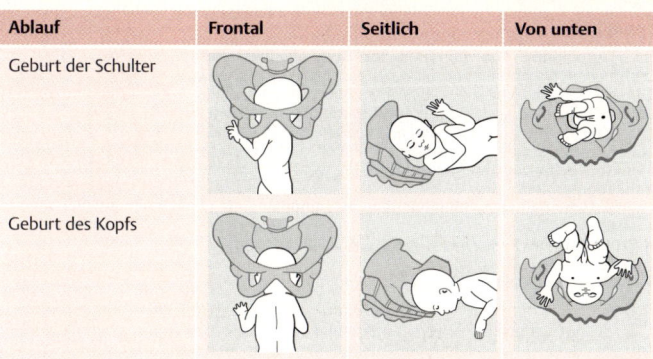

Die normale Geburt bedarf in der Regel keiner spezifischen ärztlichen Hilfe. Unterstützende Maßnahmen wie Dammschutz, Episiotomie und Versorgung des Kindes nach der Geburt sollten jedoch auch dem nicht gynäkologisch tätigen Arzt bekannt sein.
Falls unter der Geburt, z. B. durch eine Fehllage des Kindes, Komplikationen auftreten, muss so schnell wie möglich ein gynäkologisch erfahrener Arzt hinzugezogen bzw. eine gynäkologische Krankenhausabteilung angefahren werden.

Geburtshilfliche Maßnahmen

Dammschutz

Der Sinn des Dammschutzes ist es zum einen, den Damm während des „Durchschneidens" des kindlichen Kopfes zu schützen, zum anderen, den Austritt des kindlichen Kopfes zu leiten und ein zu schnelles Herauspressen zu verhindern. Auf diese Weise soll die Druckentlastung des kindlichen Schädels möglichst langsam erfolgen.

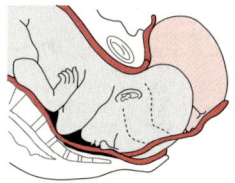
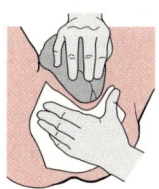

Dammschutz beim „Durchschneiden" des Kopfes

Episiotomie

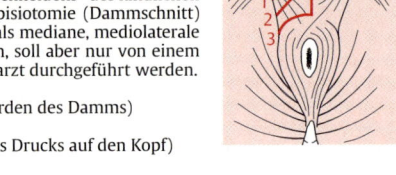

Zur Vermeidung von Einrissen im Beckenboden- und Dammbereich während der Austreibungsperiode, insbesondere während der Phase des „Einschneidens" des kindlichen Kopfes, wird eine rechtzeitige Episiotomie (Dammschnitt) empfohlen . Dieser Schnitt kann als mediane, mediolaterale oder laterale Episiotomie erfolgen, soll aber nur von einem in dieser Technik erfahrenen Notarzt durchgeführt werden. Indikationen sind:

- drohender Dammriss (Blasswerden des Damms)
- straffe Weichteile
- Frühgeborene (Reduzierung des Drucks auf den Kopf)
- Beckenendlagenentbindung
- hypoxieverdächtiges CTG

! Schnitt am besten während einer Wehe durchführen!

2.13 Erstversorgung des Neugeborenen

Der Geburtsnotfall ist eine seltene Notfallsituation. Risikoschwangere werden in aller Regel engmaschig kontrolliert und frühzeitig einem Zentrum zugeführt. Die normale Geburt im Notarztdienst ist deshalb in aller Regel eher ein aufregendes und freudiges Ereignis, dass „trotz Anwesenheit eines Notarztes" einen guten Verlauf nehmen sollte. Aber Vorsicht: „Nach dem letzten Lebenstag – der ja immer mit dem Tod endet – ist der erste Tag im Leben der gefährlichste!"

Frühgeburt

Die Grenze des Überlebens hat sich in den letzten Jahren immer weiter nach vorne verschoben (derzeit 22.–26. SSW). Wenngleich Frühgeburtlichkeit als Geburt vor der 37. SSW definiert ist, so sind schwerwiegende Probleme bei einem Geburtsgewicht von < 1500 g (< 32. SSW, 1,2 % der Geburten) zu erwarten. Die Letalität liegt hier bei ca. 10 %, bei Kindern mit extrem niedrigem Geburtsgewicht von unter 1000 g bei 20 %. Die weitere Lebensqualität wird in besonderem Maße durch das Auftreten von Hirnblutungen begrenzt, daher gilt das Prinzip „minimal handling".

! Es ist immer besser, das Baby noch im Mutterleib zu transportieren.

Grundlagen der Versorgung eines Neugeborenen

Nach der Geburt das Kind abnabeln, abtrocknen, absaugen und anschließend mit Stethoskop über dem Herz abhören (Atmung? Herzfrequenz?). Bei ausreichender Herzfrequenz, Atmung und rosiger Hautfarbe den Apgar-Score bestimmen (s. u.) und das Neugeborene – vor Wärmeverlust geschützt – erst einmal der Mutter übergeben. Das ist bei

90 % der Neugeborenen ausreichend, 10 % benötigen initial eine Atemunterstützung, nur 1 % eine Reanimation.

Absaugen

- Mit Orosauger (max. 5 s, max. 5 cm) absaugen, falls die Atemwege nicht frei sind (Schleim, Mekonium).
- Absauggerät aus dem Notarztwagen nur mit herabgesetztem Sog verwenden (sonst zu starker Sog). Im Baby-Notarztkoffer sind meist spezielle mit der Hand oder dem Mund (Saugen) bedienbare Geräte vorhanden.
- Zuerst Mundhöhle und Rachenraum, dann Nasenlöcher des Neugeborenen absaugen.

Mekoniumaspiration

Häufigster schwerwiegender Geburtszwischenfall (13 %, 50 % der übertragenen Kinder).
Klinik:
- grünes zähes Fruchtwasser, evtl. auch in Mund/Rachen
- Bradykardie – Zyanose – unzureichende Atmung
- evtl. grünliche Haut

Therapie:
- möglichst frühzeitiges Absaugen (schon nach Entwicklung des Kopfes! Möglichst vor Intubation/Beatmung) mit kleinem OP-Sauger (Yankauer-Sauger)
- **Cave:** Mit Baby-Orosauger kommt man bei zähflüssigem Mekonium nicht weit!

Überprüfen der Vitalfunktionen

Das wichtigste Kriterium für die Beurteilung der Vitalfunktionen des Neugeborenen ist seine Spontanatmung. Diese sollte spätestens 1–1,5 min nach der Geburt einsetzen und durch kräftiges Schreien deutlich werden.
Setzt nach 1–1,5 min keine Spontanatmung ein, muss das Kind sofort beatmet werden. Dazu wird am besten ein Säuglingsbeatmungsbeutel mit Sauerstoffzufuhr verwendet.
Beatmungsparameter:
- Atemfrequenz ca. 30–40/min
- Atemzugvolumen ca. 15–20 ml

Abnabeln

Das Abnabeln des Neugeborenen muss nicht sofort nach der Geburt durchgeführt werden. Vielmehr sollte – sofern keine lebensbedrohliche Situation für das Neugeborene besteht – mit dem Abnabeln gewartet werden, bis das Pulsieren der Nabelschnur aufgehört hat. Dies ist normalerweise nach ca. 1,5–2 min der Fall. Das Neugeborene erhält dadurch noch eine für seine Hämodynamik bedeutende plazentare Blutmenge. Abgenabelt wird mit 2 sterilen Klemmen:

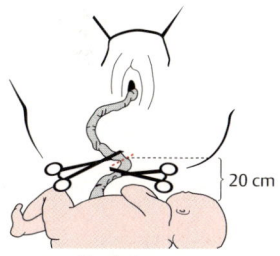

20 cm

Abnabelung

- 1. Klemme mindestens 20 cm vom kindlichen Nabel entfernt setzen
- 2. Klemme ca. 2 cm weiter distal setzen
- Nabelschnur mit einer sterilen Schere oder einem Skalpell zwischen den Klemmen durchschneiden
- Klemmen belassen

Beurteilung des Neugeborenen

Das Befinden des Neugeborenen wird durch die Kriterien des Apgar-Schemas definiert, bei dem Hautfarbe, Atmung, Muskeltonus, Reflexerregbarkeit und Herzaktion nach einem Punktesystem bewertet und dokumentiert werden. Der *Apgar-Score* ist die Summe der den Befunden entsprechenden Punktwerte. Erhoben wird der Apgar-Score 1, 5 und 10 min nach der Geburt. Beim reifen, gesunden Neugeborenen beträgt er 8–10 Punkte.

Apgar-Schema.

Lebensäußerung	Punkte		
	0	1	2
Herzschlag	nicht hörbar	unter 100/min	über 100/min
Atmung	fehlt	langsam, unregel-mäßig, schwach	gut, Schreien
Muskeltonus	schlaff	mäßig	gut, aktive Bewegungen
Reflexerregbarkeit (Grimassieren, Niesen als Antwort auf Absaugkatheter)	keine Reaktion	verminderte Reaktion	normal
Hautfarbe	zyanotisch oder blass	Körper rosig, Akren blau	völlig rosig

Beurteilung des Neugeborenen.

Befund	Apgar	Maßnahmen
Fruchtwasser grün		• absaugen
Mekonium im Pharynx und kindliche Depression (s. u.)		• Intubation und endobronchiale Absaugung (Verdacht auf Aspiration!)

Befund	Apgar	Maßnahmen
stabil • Fruchtwasser unauffällig • schreit sofort • effektive Atmung • Herzfrequenz > 100 • rosige Hautfarbe	8–10	• evtl. kurz absaugen (Mund, Nase, Rachen) • abtrocknen • abnabeln nach Ende der Nabelschnur-pulsation • Wärme erhalten • Kind der Mutter übergeben
leichte Depression • unregelmäßige Atmung • Herzfrequenz > 100 • Zyanose	6–7	• absaugen • lang abnabeln • Sauerstoffgabe durch Inhalation mit lose sitzender Maske (5 l/min) • EKG-Monitoring
mittelschwere Depression • unregelmäßige Atmung • Herzfrequenz < 100 • Zyanose • träger Muskeltonus	3–5	• absaugen • lang abnabeln • Maskenbeatmung • EKG-Monitoring • Basic Life Support (s. u.)
schwere Depression • Atmung schnappend oder fehlend • Herzfrequenz < 100 • Zyanose oder Blässe • fehlender Grundtonus	0–2	• Basic Life Support (s. u.) • intermittierende Überdruckbeatmung mit Maske/Tubus • bei Persistenz → ALS

Neugeborenenreanimation

Basic Life Support

• vorsichtig absaugen (kann spontanen Atmungsbeginn verzögern)
• O_2-Masken-Beutelbeatmung (Frequenz 30–60/min, initial gelegentlich hoher Druck notwendig [bis 30–40 cm H_2O], falls Atemstörung oder Herzfrequenz < 100
• Herzdruckmassage, falls Herzfrequenz < 60–80/min (trotz adäquater Ventilation mit 100 % O_2 über 30 s), Frequenz von 120/min, Kompressionstiefe 1–1,5 cm
• Verhältnis Kompression : Beatmung = 3 : 1

Advanced Life Support

• Nabelvenenkatheter: Schlinge um Nabelschnurbasis, Nabelschnur 2 cm über Bauchwand abschneiden; Katheter bis 7 cm in die Nabelvene (2/3 Distanz Nabel-Kinn) einführen (Körpergewicht < 1500 g: 3,5 Charr; Körpergewicht > 1500 g: 5,0 Charr; **Cave:** einzelne Nabelvene nicht mit den 2 Nabelarterien verwechseln!)
• alternativ intraossär
• Adrenalin (1 ml auf 10 ml NaCl = 100 µg/ml), davon 0,1–0,3 ml/kgKG = 10–30 µg/kgKG

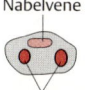

Nabelvene

Nabelarterien

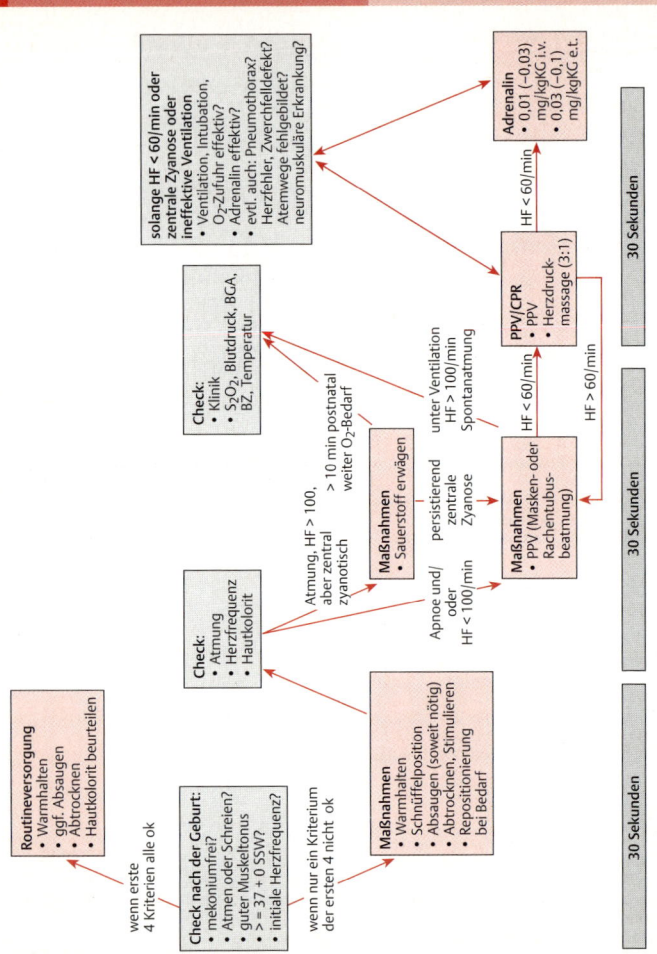

Routineversorgung
- Warmhalten
- ggf. Absaugen
- Abtrocknen
- Hautkolorit beurteilen

wenn erste 4 Kriterien alle ok

Check nach der Geburt:
- mekoniumfrei?
- Atmen oder Schreien?
- guter Muskeltonus?
- >= 37 + 0 SSW?
- initiale Herzfrequenz?

wenn nur ein Kriterium der ersten 4 nicht ok

Maßnahmen
- Warmhalten
- Schnüffelposition
- Absaugen (soweit nötig)
- Abtrocknen, Stimulieren
- Repositionierung bei Bedarf

Check:
- Atmung
- Herzfrequenz
- Hautkolorit

Atmung, HF > 100, aber zentral zyanotisch

Apnoe und/oder HF < 100/min

Maßnahmen
- Sauerstoff erwägen

persistierend zentrale Zyanose

> 10 min postnatal weiter O₂-Bedarf

Check:
- Klinik
- S₂O₂, Blutdruck, BGA, BZ, Temperatur

unter Ventilation HF > 100/min Spontanatmung

Maßnahmen
- PPV (Masken- oder Rachentubusbeatmung)

HF < 100/min

HF < 60/min

HF > 60/min

PPV/CPR
- PPV
- Herzdruckmassage (3:1)

HF < 60/min

solange HF < 60/min oder zentrale Zyanose oder ineffektive Ventilation
- Ventilation, Intubation, O₂-Zufuhr effektiv?
- Adrenalin effektiv?
- evtl. auch: Pneumothorax? Herzfehler, Zwerchfelldefekt? Atemwege fehlgebildet? neuromuskuläre Erkrankung?

Adrenalin
- 0,01 (–0,03) mg/kgKG i.v.
- 0,03 (–0,1) mg/kgKG e.t.

30 Sekunden

30 Sekunden

30 Sekunden

30 Sekunden

(nach Hoehn et al. Monatsschrift Kinderheilkunde 2008)

Notfälle

3 Vom Symptom zur Diagnose

3.1 Apnoeanfall

Symptome, Kennzeichen

Atempausen > 15 Sekunden und/oder Zyanose/Blässe/Bradykardie.

Ursachen, mögliche Diagnosen
- ZNS: Krampfanfall (S. 129), Schütteltrauma (S. 185)
- hochfebriler Infekt (Meningitis [S. 132], Bronchiolitis [S. 103], Keuchhusten, …)
- Herzrhythmusstörungen (S. 115)
- Hypoglykämie (S. 107)
- psychogen („Affektkrampf" – selbstlimitierend – bei Ärger und Schmerz)

> Bei Eintreffen des Notarztes kann der Säugling wieder völlig unauffällig sein, auch wenn die Eltern berichten, „er sah aus wie tot" → ernst nehmen → mitnehmen!

3.2 Atemnot

80 % der Todesfälle bei Kindern sind primär respiratorisch bedingt, **Sauerstoff** ist das wichtigste Notfallmedikament, die Pulsoxymetrie die wichtigste Überwachung („das 4. Vitalzeichen").

> Kleine Kinder sind sehr rasch hypoxisch (keine Reserven)!

Symptome, Kennzeichen

Zeichen der Atemnot:
- Nasenflügeln
- $SO_2 \downarrow$
- Einsatz Atemhilfsmuskulatur
- Schwitzen
- Einziehungen: interkostal, jugulär
  (paradoxe Atmung: Brustkorbsenken bei Einatmung)
- verschiedene Atemgeräusche (Spastik, Grunzen, Rasseln, Stridor)
- verlängertes Exspirium
- Bradypnoe oder Tachypnoe
- Zyanose (**Cave:** Spätzeichen, je kleiner das Kind, desto rascher ist es gefährdet)
- Silent Chest (kaum hörbare Atemgeräusche)
- Bradykardie
- Bewusstseinsstörungen

Ursachen, mögliche Diagnosen

Bei Kindern am häufigsten sind:
- Fremdkörperaspiration (S. 95)
- Pseudokrupp (S. 100)
- Epiglottitis (S. 102)
- Fehlbildungen von Kehlkopf und Luftröhre
- Asthma (S. 98)

3.3 Bauchschmerz

Symptome, Kennzeichen
- perakuter Schmerz (z. B. Invagination, Volvulus, inkarzerierte Hernie, Perforation)
- Schmerzen bei Trauma (Organverletzung mit Blutung)
- leichte Schmerzen: Kind einfach ablenkbar, guter AZ, isst und trinkt, kein Fieber, keine Schmerzzunahme beim Husten/Springen, „je näher am Bauchnabel, desto harmloser"

Ursachen, mögliche Diagnosen

Meist (90–95 %) ist der Bauchschmerz harmlos. Bei ernsten Erkrankungen ist zu berücksichtigen, dass Kleinkinder viele Beschwerden auf den Bauch projizieren, sodass sich hinter Bauchschmerzen nur in den seltensten Fällen ein akutes Abdomen verbirgt (z. B. auch bei basaler Pneumonie, akutem Skrotum, Otitis media, diabetischer Ketoazidose).

 Wichtig: Kind nüchtern lassen!

3.4 Bewusstlosigkeit

Symptome, Kennzeichen
- **Lethargie:** schlechter oder fehlender Augenkontakt, Eltern werden nicht erkannt, kein Kontakt zur Umgebung
- **Delir:** fluktuierende Verwirrung
- **Koma:** Zustand der Bewusstlosigkeit, präklinisch Definition anhand der Glasgow-Koma-Skala (GCS):
  - Werte über 8 = kein Koma
  - GCS 8 = Grenzbereich
  - Werte unter 8 = Koma (fehlende Schutzreflexe anzunehmen)

Ursachen, mögliche Diagnosen
- ZNS: Fieberkrampf (rasche Erholung), Krampfleiden (S. 129), Meningitis (S. 132), Tumor, intrakraniale Blutung, Schädel-Hirn-Trauma (S. 146)
- andere: **Hypoxie!** Intoxikation (S. 166), Hypoglykämie (S. 107), Exsikkose (S. 112), Stoffwechselentgleisungen
- harmlose DD: hysterischer Anfall, Hyperventilation (eigene Hand auf Gesicht fallen lassen, nur beim echten Koma fällt Hand aufs Gesicht!)

Vorgehen

> Störungen des Bewusstseins entsprechen nicht notwendigerweise Wahrnehmungsstörungen. „Nicht über ihn, sondern mit ihm reden".

Fragen:
- Trauma → Trauma und Koma = schweres Schädel-Hirn-Trauma
- Vorerkrankungen des Gehirns?
- Vormedikation
- Entwicklung: langsam (Diabetes? Intoxikation?), perakut (Krampfanfall, Blutung)
- Beginn mit fokalen Störungen → struktureller Schaden (intrakraniale Blutung, Tumor)

> Auf einem wachen Kind bestehen, keinesfalls darauf einlassen, dass „das Kind heute ja noch nicht geschlafen hat" oder „es ist immer sehr schwer zu wecken"! Wenn kein Grund gefunden wird: an Enzephalitis denken (Eigenschutz!)

3.5   Bronchospasmus

Symptome, Kennzeichen
- Giemen, Brummen, Pfeifen

Ursachen, mögliche Diagnosen
- postinfektiöse Bronchospastik (nach Virusinfekt, häufigste Ursache)
- Asthma (S. 98) – aber nicht jede Bronchospastik bedeutet Asthma
- Bronchiolitis (häufigster Grund beim Kleinkind < 2 Jahre, S. 103)
- Fremdkörperaspiration (S. 95)
- Anaphylaxie (Hautzeichen? S. 89)
- Reizgasvergiftung

3.6   **Brustschmerz**

Symptome, Kennzeichen
Der vom Herzinfarkt bekannte „Vernichtungsschmerz" ist bei Kindern eine Rarität, häufiger sind unbestimmte, stechend-dumpfe Schmerzen.

Ursachen, mögliche Diagnosen
Brustschmerz bei Kindern ist meistens harmlos, nicht jedoch, wenn er bei Belastung, Fieber oder einem anderen körperlichen Befund auftritt. Mögliche Ursachen sind:
- muskuloskeletal
- psychosomatisch
- pulmonal (Pneumothorax [S. 152], Pleuritis bei Pneumonie, Asthma [S. 98])
- kardial (Herzrhythmusstörungen [S. 115], Myokarditis, Vitien)

3.7 Dehydratation

S. 112, Exsikkose

3.8 Diarrhö

Symptome, Kennzeichen
Häufige (mindestens 3 × täglich), wässrig-flüssige Stühle mit der Gefahr von Wasserverlusten (Exsikkose).

Ursachen, mögliche Diagnosen
Häufigste Ursache ist eine Gastroenteritis, bei der die Kinder durch die Exsikkose (S. 112, Gastroenteritis) gefährdet sind. Blutige Durchfälle sind bis zum Beweis des Gegenteils schwerwiegende bakterielle Infektionen (Salmonellen [Thyphus], Shigellen, E. coli – EHEC), die stets als hochinfektiös (oral-fäkal) anzusehen und meldepflichtig sind.

3.9 Erbrechen/Übelkeit

Symptome, Kennzeichen
- Erbrechen (= aktiv, oft mit Speichelfluss, Blässe, Schwitzen, Tachykardie, Mydriasis)
- Regurgitation (= harmloses Zeichen, „Bäuerchen")

Je kleiner das Kind, desto größer ist die Gefährdung durch mangelnde Nahrungsaufnahme und Flüssigkeitsverlust!

Ursachen, mögliche Diagnosen
- Gastroenteritis
- Nahrungsmittelallergien (kann erstes Zeichen der Anaphylaxie sein)
- GIT-Probleme bis hin zum Ileus (**Cave:** galliges Erbrechen bei Kindern)
- Infektionen (Atemwege, Harnwegsinfekt, Meningitis [S. 132])
- Vergiftungen (S. 166ff.)
- Diabetes mellitus (→ BZ-Stix, S. 106ff.)
- Hirndruck (morgens Kopfschmerz und Erbrechen, 74 %!)
- Augendruck
- psychisch

Vorgehen
Erbrechen ist Ausdruck einer anderen Störung und wird bei Kindern nicht symptomatisch (mit Antiemetika) behandelt. Eine schwere Dehydratation ist sorgfältig auszuschließen (s. S. 112)!

3.10 Fieber

Symptome, Kennzeichen

- Fieber ist eine Erhöhung der Körperkerntemperatur auf > 38 °C.
- Ein Kind hat bis zum 2. Lebensjahr im Schnitt 5-mal Fieber. Tageszeitlich finden sich die höchsten Temperaturen um 18:00 Uhr, während um 04:00 Uhr bis zu 1,3 °C tiefere Werte gemessen werden können.
- mögliche Begleitsymptome
  – Anstieg der Herzfrequenz um 10–15/min pro Grad Fieber
  – Anstieg der Atemfrequenz um 5/min pro Grad Fieber
  – Petechien (**Cave:** Fieber + Petechien = Meningokokkensepsis bis zum Beweis des Gegenteils, S. 132)
  – Hautausschlag (S. 79)
  – Entzündungszeichen (Schmerzen, Rötung, Schwellung, Erwärmung, eingeschränkte Funktion)

> **!** Fieber bis 42 °C ist nicht gefährlich, nur bei sensitiven Kindern können Fieberkrämpfe ausgelöst werden! Gefährlicher kann Fieber sein bei
> - Neugeborenen (< 1 Monat):
>   bis zum Beweis des Gegenteils schwere bakterielle Sepsis
> - Kindern < 3 Jahre, chronisch kranken Kindern (Vitium, Diabetes, Asthma, fehlende Milz), Kortisonmedikation, hohes Fieber (> 40 °C)
> - nicht geimpften Kindern
>   (Pneumokokken machen 90 % der gefährlichen Infektionen)
> - Fieber und Petechien = Meningokokkensepsis bis zum Beweis des Gegenteils

Ursachen, mögliche Diagnosen

- meist harmlose virale Infekte
- Zahnwechsel: Fieber bis max. 38,8 °C
- seltener bedrohlichere bakterielle Infekte: Otitis media, Angina tonsillaris, Pneumonie, Meningitis, Harnwegsinfekt
- Mädchen ohne Atemwegsinfekt/Meningismus, > 39 °C, > 2 Tage → meist Harnwegsinfektion

3.11 Harnverhalt

Unmöglichkeit des Wasserlassens, bei Kindern zumeist Blasenabflussstörung.

Symptome, Kennzeichen

- Harndrang
- Unruhe
- Blässe
- Kaltschweißigkeit
- tastbare Blase (Perkussion!)

Ursachen, mögliche Diagnosen

Mögliche Ursachen sind:
- ambulante OPs (z. B. Zirkumzision)
- Phimose
- Balanoposthitis
- Harnröhrenklappen
- Nebenwirkung einer Opioidgabe

Vorgehen
- Hausmittel: warme Badewanne, Wasserhahn laufen lassen
- Versuch der Katheterisierung mit dünnem Thiemann-Katheter (6–9 Charr.)

3.12   Hautausschlag, generalisierter

Symptome, Kennzeichen
- Masern (Rarität, fast ausgerottet)
  – Katarrh/Husten
  – großfleckig-konfluierendes, vom Ohr absteigendes Exanthem, Konjunktivitis, Koplik-Flecken Wange, Enanthem
  – **Cave:** Pneumonie/Otitis/Krupp/Enzephalitis (→ Voranmeldung und Info Gesundheitsamt)
- Röteln (selten, da Regelimpfung)
  – ältere Kinder
  – leichter Katarrh
  – mittelfleckiges Exanthem, vom Ohr absteigend, linsengroß, weißer Hof, leichtes Fieber, Lymphknotenschwellung, Enanthem
- Dreitagesfieber
  – Kinder von 6 Monaten bis 2 Jahre
  – Fieber
  – mittelfleckiges Exanthem unter Fieberabfall
- Erythema infectiosum: Exanthem ohne Katarrh
- Scharlach
  – plötzlich, feinfleckiges Samtexanthem von Axilla oder Leiste ausgehend
  – blasses Munddreieck, Himbeerzunge/Enanthem, Schuppung
  – Therapie mit Penicillin V
- Varizellen
  – plötzlich kleine Bläschen behaarter Kopf/stammbetont
  – Enanthem, Jucken
- Mumps
  – geschwollene Speicheldrüsen
  – **Cave:** Orchitis/Meningitis!
- Pfeiffer'sches Drüsenfieber
  – Fieber/Tonsillitis (graue Beläge, Foetor)
  – Lymphknotenschwellung, Milzschwellung
  – keine Therapie
  – **Cave:** DD Diphtherie: Schmerzen beim Schlucken, Membranfetzen
- Pertussis
  – Husten
  – Säuglinge: Apnoeanfälle → einweisen

Ursachen, mögliche Diagnosen

Neben den meist harmlosen Kinderkrankheiten sollte bei hochfebrilen Infekten mit Hautausschlägen/Petechien stets an die Meningitis (Nackensteife, reduzierter Allgemeinzustand) gedacht werden (S. 132).
Bei Blasenbildung/Hautablösungen (Pflaster vermeiden, z. B. EKG-Elektroden?):
- Epidermolysis bullosa (genetischer Defekt, Säuglinge)
- Stevens-Johnson-Syndrom (Arzneimittelreaktion: Antikonvulsiva, Antibiotika, NSAR)
- SSSS („staphylococcal scalded skin syndrome")
- Herpes generalisatus (vor allem bei Kindern mit Neurodermitis eine lebensbedrohliche Komplikation)
- Kawasaki-Syndrom (S. 175)

Vorgehen

Die notärztliche Therapie bei Kinderkrankheiten ist rein symptomatisch und beruhigend, Hygieneaspekte sind zu bedenken. Bei Blasenbildung/Hautablösungen ggf. Notfallbehandlung wie bei großflächigen Verbrennungen (S. 161).

3.13 Husten

Symptome, Kennzeichen

Unterschieden werden der produktive Husten (mit Auswurf, zumeist bei Infekt) vom trockenen Reizhusten (z. B. Asthma, Pseudokrupp, Aspiration).

Ursachen, mögliche Diagnosen

Unterscheidung des Hustens nach Dauer, Auslösern und Begleitsymptomen, z. B.:
- dauernder Husten nach einem Erstickungsanfall → Fremdkörperaspiration (S. 95)
- paroxysmale Hustenanfälle mit Keuchen/Erbrechen/Zyanose/Apnoe → Keuchhusten
- „habitueller Husten": besonders aufgeregte Eltern – wenig beeinträchtigtes Kind

> **!** Ein Kleinkind mit dauerndem Husten nach einem Erstickungsanfall hat eine Fremdkörperaspiration bis zum Beweis des Gegenteils (vor allem Nüsse, Popkorn, Karotten, rohe Äpfel, Pistazien). (→ S. 95)

Vorgehen

Säuglinge wegen Apnoen/Bradykardien immer stationär monitorüberwachen.

3.14 Kopfschmerzen

Symptome, Kennzeichen
- pulsierend, oft bilateral, verstärkt bei Anstrengung, Übelkeit, Photo-/Phonophobie → Migräne
- bilateral, anstrengungsunabhängig, keine Übelkeit → Spannungskopfschmerz
- schlimmste Schmerzen „wie nie zuvor" → Subarachnoidalblutung
- Kopfschmerzzunahme im Liegen → gesteigerter Hirndruck
- fokale Zeichen (Lähmungen/Augenmuskelstörungen, Pupillenveränderungen?) → SHT

Ursachen, mögliche Diagnosen
Häufigste Ursache ist ein febriler Infekt. Ernsthaftere Erkrankungen können sein:
- hypertensive Krise → Blutdruck messen
- Meningitis (S. 132) → Nackensteifigkeit? Fieber? Hautausschlag, Petechien?
- Subarachnoidalblutung

Vorgehen
Wenn keinerlei Hinweise auf eine ernste Erkrankung vorliegen: Paracetamol rektal 20 mg/kgKG oder Ibuprofen 10 mg/kgKG.

3.15 Krampfanfall

S. 129

3.16 Obstipation

Symptome, Kennzeichen
Subjektiv Verstopfung: „zu selten (weniger als 3 Stühle pro Woche), zu wenig, zu hart".

Ursachen, mögliche Diagnosen
- meist harmlos durch Virusinfekte, bei Harnwegsinfektion
- Invagination, Appendizitis, Ileus (S. 85, akutes Abdomen)

Vorgehen
- evtl. Einlauf mit 20 ml/kgKG NaCl 0,9 %

3.17 Schock

S. 140

3.18 Schreien („Dauerschreien")

Symptome, Kennzeichen
Hauptgrund sind 3-Monatskoliken: Das Schreien dauert 3 Stunden am Tag, 3 Tage die Woche, mehr als 3 Wochen lang und hört nach dem 3. Lebensmonat auf.
Erbrechen, Durchfall und Gewichtsverlust gehören nicht dazu!

Ursachen, mögliche Diagnosen
3-Monatskoliken als häufigste Ursache sind harmlos, problematisch ist aber, dass alle möglichen ernsten Erkrankungen dahinter stecken können. Auszuschließen sind z. B.:
- akutes Abdomen (Invagination, Ileus; S. 85)
- Schütteltrauma (Augenhintergrund; S. 185)
- Meningitis (Fontanelle vorgewölbt, Fieber; S. 132)

3.19 Stridor

Symptome, Kennzeichen

Stridor ist ein pfeifendes Atemgeräusch bei Verengung der oberen Luftwege. Er kann beim Einatmen (inspiratorischer Stridor) und/oder beim Ausatmen (exspiratorischer Stridor) vorkommen.

Ursachen, mögliche Diagnosen

Inspiratorischer Stridor entsteht bei Obstruktionen der großen Atemwege (oberhalb der Carina), exspiratorischer Stridor bei Enge in den kleinen Atemwegen (z. B. Asthma bronchiale).

- Tracheo-/Laryngomalazie – häufigster, meist harmloser Grund
- Pseudokrupp (S. 100)
- Epiglottitis (S. 102)
- Fremdkörperaspiration (S. 95)
- Anaphylaxie (S. 89)
- kann auch kardial, neurologisch und gastrointestinal ausgelöst sein

3.20 Zyanose

Symptome, Kennzeichen

Zeichen des desoxygenierten Blutes, sichtbar ab 4 g% desoxygeniertes Hb (Hb 12g%: SO_2 < 75 %).
- zentrale Zyanose: auch Mundschleimhäute blau (= gesamtes Blut betroffen, meist Atemstörung)
- periphere Zyanose: nur Nagelbetten/Peripherie (= Kreislaufstörung)

Ursachen, mögliche Diagnosen
- Atemstörungen: Hypoventilation – Lungen-/Atemwegserkrankung
- Bluterkrankung: Anämie, Methämoglobinämie
- Kreislaufstörung: Schock (S. 140), Herzinsuffizienz, Herzfehler (S. 173ff.)

4 Notfälle in alphabetischer Reihenfolge

Notfall	Hauptstichwort	Seite
Abdomen, akutes	Akutes Abdomen	85
Abdominaltrauma	Traumatologische Notfälle	144
Aggression	Psychiatrische Notfälle	140
Amputationsverletzung	Amputationsverletzung	87
Anaphylaxie	Anaphylaxie (anaphylaktischer Schock)	89
Anorexia nervosa	Psychiatrische Notfälle	140
Appendizitis	Akutes Abdomen	85
Aspiration	Akute Atemnot	95
Asthma bronchiale	Akute Atemnot	95
Atemnot, akute (Übersicht, Verweise)	Akute Atemnot	95
Augenverletzungen	Augenverletzungen	103
bradykarde Herzrhythmusstörungen	Herzrhythmusstörungen	121
Bronchiolitis	Bronchiolitis	103
Delir	Psychiatrische Notfälle	137
Diabetes mellitus	Diabetes mellitus	106
Elektrounfall	Elektrounfall	108
Epiglottitis	Akute Atemnot	95
Epilepsie	Krampfanfall	129
Ertrinkungsunfall	Ertrinkungsunfall	110
Exsikkose	Exsikkose	112
Extremitätenfrakturen	Extremitätenfrakturen	113
Fieberkrampf	Krampfanfall	129

4.1   Akutes Abdomen

Definition, Symptome und Ursachen

Beim akuten Abdomen handelt es sich um einen klinisch gebräuchlichen Sammelbegriff für alle Schmerzen und Störungen im Bereich der Bauchhöhle, die ein akutes Eingreifen – meist in Form einer Operation – erfordern.

Da Kleinkinder viele Beschwerden auf den Bauch projizieren, verbirgt sich hinter Bauchschmerzen aber nur in den seltensten Fällen wirklich ein akutes Abdomen.

Symptome und mögliche Ursachen eines akuten Abdomens:

Merkmal	Verdachtsdiagnose
• perakuter Schmerz	• Invagination • Volvulus, inkarzerierte Hernie, Perforation
• Trauma	• Organverletzung mit Blutung
• initial Übelkeit • rektal-oraler Temperaturunterschied > 1 °C • Druckschmerz McBurney (rechter Drittelpunkt der Verbindung der Spinae iliacae) • kontralateraler Loslassschmerz • Psoasschmerz beim Beinhochheben rechts • meist jedoch nur unspezifisch: diffuser Bauchschmerz – mildes Fieber – Appetitlosigkeit • Kinder < 3 Jahre: oft Diarrhö, sehr häufig fehldiagnostiziert (< 2 Jahre: 95 % Perforation)	Appendizitis
• Kinder zwischen 6 Monaten und 3 Jahren • stärkster kolikartiger Bauchschmerz aus völliger Gesundheit („Schreianfälle") • Beinchen angewinkelt • evtl. tastbare Walze • klassischer himbergeleeartiger Stuhl ist Spätzeichen	Invagination (Selbsteinstülpung des Darms mit konsekutiven Durchblutungsstörungen und Darmverschluss)

Wenn das Kind einfach ablenkbar ist, isst und trinkt, kein Fieber hat und die Schmerzen beim Husten/Springen nicht zunehmen, handelt es sich nicht um ein akutes Abdomen, sondern um (meist harmlose) Bauchschmerzen.

Erkrankungen außerhalb des Abdomens mit abdomineller Symptomatik:

- basale Pneumonie
- akutes Skrotum
- Otitis media
- diabetische Ketoazidose, Pseudoperitonitis diabetica (BZ-Stix!)
- Lebervergrößerung bei Herzinsuffizienz
- Harnwegsinfekt

Therapeutische Maßnahmen

Basismaßnahmen beim akuten Abdomen.

Maßnahme	Details	
Kind nüchtern lassen		
Lagerung	• Beine angezogen, falls möglich Knierolle • ggf. bei Schocksymptomatik leichte Schräglage (Kopf und Oberkörper tief)	
Sauerstoff	über Nasensonde/Maske	4–6 l O$_2$/min
venöser Zugang		Ringer-Laktat

Medikamentöse Maßnahmen beim akuten Abdomen.

Indikation	Medikament	Dosierung	Beispiel 20 kgKG
Volumensubstitution (bei Schockzeichen)	kristalloide Lösung	20 ml/kgKG i. v.	400 ml NaCl 0,9 %/ Ringer-Laktat
Analgesie	Metamizol	10 mg/kgKG i. v.	200 mg Novalgin i. v. (langsam injizieren!)
	Piritramid/Morphin	0,1 mg/kgKG	2 mg i. v.

4.2 Amputationsverletzung

Definition

Traumatische (oft nicht ganz vollständige) Abtrennung einer Gliedmaße. Kinder sind im besonderen Maße durch den Blutverlust gefährdet.

Symptome

- schwere Weichteilverletzung
- Schockzustand

Therapeutische Maßnahmen

Basismaßnahmen bei Amputationsverletzungen.

Maßnahme	Details	
Blutstillung	direkte Kompression/hochlagern/zunächst Abbinden mit Blutdruckmanschette	
Lagerung	betroffene Gliedmaße, wenn möglich, hochlagern	
Sauerstoff	über Nasensonde/Maske	4–6 l O$_2$/min
Infusion	venöser Zugang	Ringer-Laktat/NaCl 0,9 %

Erweiterte Maßnahmen bei Amputationsverletzungen.

Medikamente			
Indikation	Medikament	Dosierung	Beispiel 20 kgKG
Volumensubstitution	kristalloide Lösung	20 ml/kgKG bei Schockzeichen	400 ml NaCl 0,9 %/Ringer-Laktat
Analgesie	S-Ketamin	0,25 mg/kgKG i. v.	5 mg Ketanest S i. v.
Sedierung	Midazolam	0,1 mg/kgKG i. v.	2 mg Dormicum i. v.

Medikamente			
Indikation	**Medikament**	**Dosierung**	**Beispiel 20 kgKG**

Spezifische Maßnahmen	
Maßnahme	**Details**
Stumpf-versorgung	• Blutstillung am Stumpf durch Druckverband und Hochlagerung (häufig bei partieller Durchtrennung schwerer als bei vollständiger → evtl. zusätzliche direkte Kompression) • Wunde nicht säubern, Fremdkörper nicht entfernen (Blutungen könnten verstärkt und zusätzliche Läsionen gesetzt werden) • kuppenförmigen Druckverband unter leichtem Zug anlegen (Druckkraft soll von distal und nicht von proximal wirken); Haltepflaster sparsam und in Längsrichtung der Extremität einsetzen, um eine Einschnürung (Tourniquet-Effekt mit Verstärkung der Ischämie) zu verhindern • Extremität schonend lagern (möglichst faltenarm angepasste Vakuummatratze)
Amputat-versorgung	• Asservierung: mit steriler Kompresse abdecken und in einem Plastikbeutel (alternativ auch zusätzlich in Alufolie) wasserdicht verpacken (vermeidet Gewebequellung und -mazeration) • Kühlung: Plastikbeutel mit Amputat in einen zweiten Beutel mit Eiswasser (Verhältnis Wasser : Eis = 1 : 1) legen (Kühlung bei ca. 4 C [sog. „kalte Ischämie"] verlängert die Ischämietoleranz des Gewebes deutlich), Amputat darf nicht anfrieren!
Transport	• rascher Transport in das Replantationszentrum (häufig Indikation für RTH)

! Der Zustand des Amputates hat für den Erfolg der Operation die größte Bedeutung, wobei die Kürze der Ischämiedauer ein wichtiges Kriterium darstellt.

4.3 Anaphylaxie (anaphylaktischer Schock)

Definition

Die Anaphylaxie wird definiert als „eine schwere, lebensbedrohliche und generalisierte Hypersensitivitätsreaktion". Wenngleich pathophysiologisch die IgE-vermittelte allergische Sofortreaktion im Vordergrund steht, so werden heute unter dem Begriff auch die klinisch vergleichbar verlaufenden „nicht immunologisch ausgelösten Anaphylaxien" subsumiert.

Die Lebenszeitprävalenz wird mit bis zu 2 % angegeben, 0,65–2 % der Ereignisse enden tödlich. Kennzeichnend ist die dramatische Entwicklung: Je schneller sich die Symptome einstellen, desto gefährlicher ist der Verlauf. Die Hälfte tödlicher Anaphylaxien entwickeln sich nach parenteraler Medikation im Mittel nach 5 Minuten, je ein weiteres Viertel verteilt sich auf Insektenstich- (15 min) und Nahrungsmittelallergien (30 min). Insbesondere nach unzureichender Initialbehandlung kann es aber auch zu biphasischen Verläufen kommen, sekundäre Beschwerdezunahmen entwickeln sich nach 2–38 Stunden in 30 % der Fälle.

Ursachen

Allergische Reaktion auf Medikamente:
- Muskelrelaxanzien
- Antibiotika
- Lokalanästhetika
- jodhaltige Kontrastmittel

Allergische Reaktion auf Fremdeiweiß und Polysaccharide:
- Insekten- (vor allem Bienen- und Wespenstiche) und Schlangengifte
- Nahrungsmittel (z. B. Milch, Hühnereiweiß, Fisch, Nüsse)
- Seren, Vakzinen
- Organextrakte

Stadieneinteilung

Stadium	Symptome
I	Schwindel, Kopfschmerzen, Tremor, Hautreaktion: z. B. Erythem, Flush, Juckreiz, Angioödem, Rachenkribbeln, Niesreiz, Heiserkeit, Nasenlaufen
II	zusätzlich: Übelkeit, Erbrechen, Blutdruckabfall, Tachykardie, Atemnot, Stridor, Diarrhö, Defäkation
III	zusätzlich: Bronchospasmus, Schock, zerebrale Krämpfe, Hypotonie, Synkope
IV	Herz-Kreislauf-Stillstand

Therapeutische Maßnahmen

Basismaßnahmen bei Anaphylaxie.

Maßnahme	Details	
Lagerung	• bei Bewusstlosigkeit stabile Seitenlage • bei Atemnot Oberkörper hoch • bei Hypotonie Schocklage	
Sauerstoff	über Nasensonde/Maske	2–4 l O₂/min
weitere Maßnahmen	• Unterbinden weiterer Allergenzufuhr • Atemwege frei machen/frei halten • Infusion • Racheninspektion: Uvulaödem? Zungen-schwellung? → Atemwegsverlegung droht	Ringer-Laktat, 20 ml/kgKG bei Schockzeichen

Medikamentöse Maßnahmen bei Anaphylaxie.

Indikation	Medikament	Dosierung	Beispiel
Stadium I und II			
Antihistaminika	Clemastin 1 Amp. = 5 ml = 2 mg	0,03 mg/kgKG i. v.	Tavegil i. v. • 1 Jahr: 0,5 ml • 2–3 Jahre: 1 ml • 9–10 Jahre: 2 ml • 12–15 Jahre: 2–3 ml
	oder		oder
	Dimetinden 1 Amp. = 4 ml = 4 mg	1 ml/10 kgKG i. v.	Fenistil i. v. • 1 Jahr: 1 ml • 2–3 Jahre: 2 ml • 9–10 Jahre: 3 ml • 12–15 Jahre: 4–5 ml

Indikation	Medikament	Dosierung	Beispiel
Kortikosteroide	Prednisolon	10 mg/kgKG	Solu-Decortin H i. v. ▪ Säugling: 50–100 mg ▪ Kleinkind: 100–200 mg ▪ Schulkind: 250–500 mg ▪ Infectocortikrupp rektal 1 Supp. 100 mg
	oder		oder
	Dexamethason	0,5 mg/kgKG i. v.	¼–½ Amp. Fortecortin Inject 100 mg i. v.
	oder		oder
	Methylprednisolon	ca. 10–20 mg/kgKG i. v.	Urbason solubile forte i. v. ▪ Säugling: 100 mg ▪ Kleinkind: 100–200 mg ▪ Schulkind: 250–500 mg
Stadium III			
Als erste medikamentöse Maßnahme Adrenalin, erst dann die Medikamente, die auch im Stadium II verwendet werden			
Adrenalin	1 ml Suprarenin + 9 ml NaCl 0,9 %	0,1 ml/kgKG	verdünntes Suprarenin i. v. ▪ Säugling: 0,5–1 ml ▪ Kleinkind: 1–2 ml ▪ Schulkind: 3–4 ml
noch vorsichtigere Dosierung möglicherweise besser	Verdünnung auf 1 : 100.000, d. h. 1 ml der o. g. verdünnten Lösung erneut mit 9 ml NaCl aufziehen		0,5 ml i. v., wiederholen, bis Puls oder Druck deutlich ansteigen
Katecholamine i. m. Gabe (bei schlechten Venenverhältnissen, zur Selbstmedikation [oder Anwendung durch die Angehörigen] für Kinder mit bekannter Anaphylaxieneigung)	Adrenalin i. m.	Epinephrin 0,5–1 mg i. m.	Anapen-Autoinjektor (einfachste Handhabung, s. u.): Kinder > 15 kgKG: 1 Anapen 150 µg i. m.

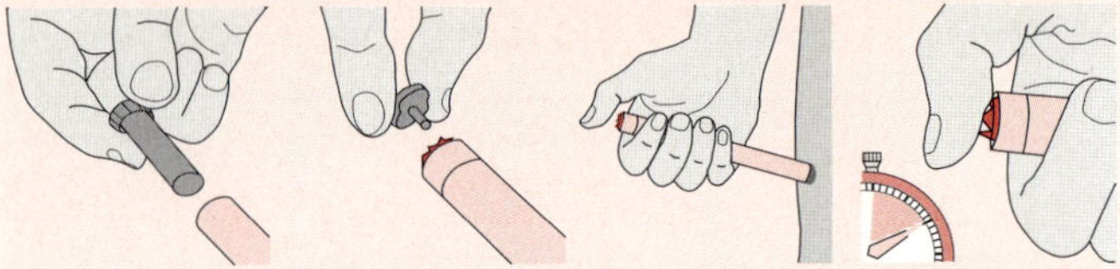

Indikation	Medikament	Dosierung	Beispiel

Ziehen Sie die schwarze Schutzkappe (A) von der Nadel.

Ziehen Sie die schwarze Sicherheitskappe (B) von dem roten Auslöseknopf (C).

Platzieren Sie den Anapen® mit leichtem Druck auf den äußeren Oberschenkel und drücken Sie auf den roten Auslöseknopf (C)

Halten Sie den Anapen® für 10 Sekunden in dieser Position

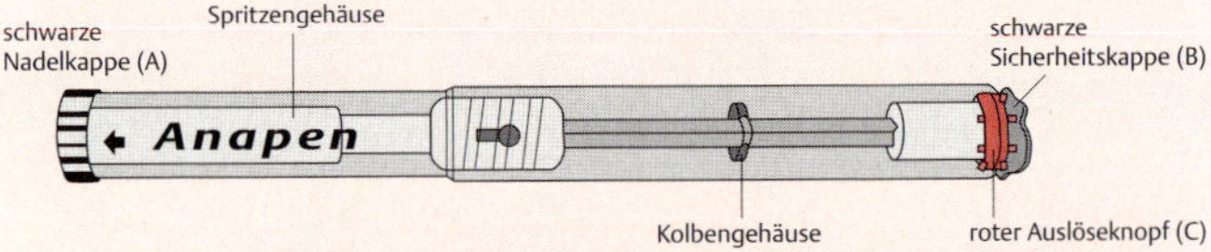

schwarze Nadelkappe (A)

Spritzengehäuse

schwarze Sicherheitskappe (B)

← Anapen

Kolbengehäuse

roter Auslöseknopf (C)

Indikation	Medikament	Dosierung	Beispiel
Katecholamine per inhalationem (bei Larynx-Ödem, Quincke-Ödem, Broncho-spasmus und/ oder bei schlechten Venen-verhältnissen)	Adrenalin p. i.	Epinephrin Sprühlösung/ Pumpspray	Infectokrupp Inhal 2–4 Sprühstöße tief in den Rachen, 1 Hub = 0,5 mg
		Suprarenin 1 Amp. = 1 ml = 1 mg, verdünnt mit 2 ml NaCl in Vernebler 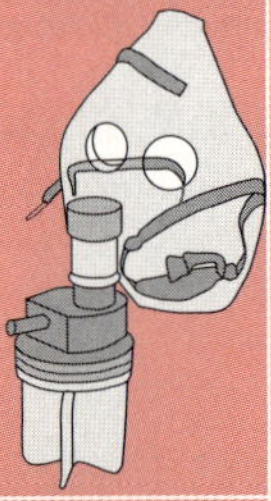	5–10 Hübe über Vernebler bzw. bis zur Symptom-besserung inhalieren lassen
			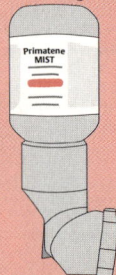
		Epinephrin Do-sier-Aerosol	Primatene Mist 1 Hub = 0,22 mg Adrenalin; initial 1–2 Hub

Indikation	Medikament	Dosierung	Beispiel
bei Broncho-spasmus	Salbutamol DA	größere Kinder 1–2 Hübe	• Kleinkind: 1 Hub • Schulkind 2 Hübe
	Theophyllin 1 Amp. Euphy-long 0,24 = 10 ml = 0,24 g	5 mg/kgKG i. v.	Euphylong 0,24 i. v. • Säugling: 2 ml • Kleinkind: 3–4 ml • Schulkind: 5–7 ml

Stadium IV

kardiopulmonale Reanimation

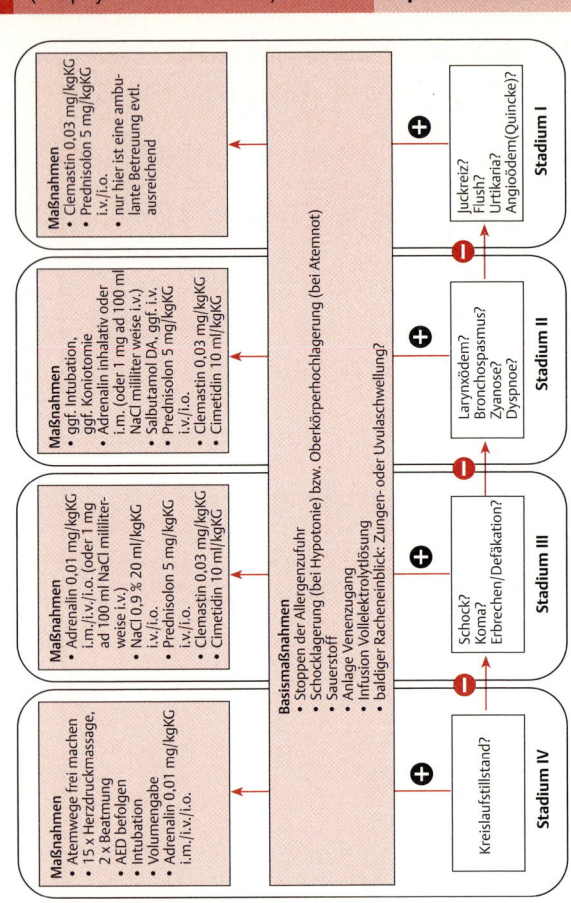

Stadium I

Juckreiz?
Flush?
Urtikaria?
Angioödem (Quincke)?

Maßnahmen
- Clemastin 0,03 mg/kgKG i.v./i.o.
- Prednisolon 5 mg/kgKG i.v./i.o.
- nur hier ist eine ambulante Betreuung evtl. ausreichend

Stadium II

Larynxödem?
Bronchospasmus?
Zyanose?
Dyspnoe?

Maßnahmen
- ggf. Intubation, ggf. Koniotomie
- Adrenalin inhalativ oder i.m. (oder 1 mg ad 100 ml NaCl milliliter weise i.v.)
- Salbutamol DA, ggf. i.v.
- Prednisolon 5 mg/kgKG i.v./i.o.
- Clemastin 0,03 mg/kgKG i.v./i.o.
- Cimetidin 10 ml/kgKG

Stadium III

Schock?
Koma?
Erbrechen/Defäkation?

Maßnahmen
- Adrenalin 0,01 mg/kgKG i.m./i.v./i.o. (oder 1 mg ad 100 ml NaCl milliterweise i.v.)
- NaCl 0,9 % 20 ml/kgKG i.v./i.o.
- Prednisolon 5 mg/kgKG i.v./i.o.
- Clemastin 0,03 mg/kgKG i.v./i.o.
- Cimetidin 10 ml/kgKG

Stadium IV

Kreislaufstillstand?

Maßnahmen
- Atemwege frei machen
- 15 x Herzdruckmassage, 2 x Beatmung
- AED befolgen
- Intubation
- Volumengabe
- Adrenalin 0,01 mg/kgKG i.m./i.v./i.o.

Basismaßnahmen
- Stoppen der Allergenzufuhr
- Schocklagerung (bei Hypotonie) bzw. Oberkörperhochlagerung (bei Atemnot)
- Sauerstoff
- Anlage Venenzugang
- Infusion Vollelektrolytlösung
- baldiger Racheneinblick: Zungen- oder Uvulaschwellung?

(nach Thöns und Müller. Der Hausarzt 2008)

4.4   Atemnot, akute

Notfälle, die mit einer Beeinträchtigung der Atmung einhergehen, sind im Kindesalter (im Gegensatz zu kardiologischen Notfällen) relativ häufig. Gleichzeitig aber stellt die Versorgung eines respiratorischen Notfalls bei Neugeborenen, Säuglingen und Kleinkindern den Notarzt vor erhöhte Anforderungen, insbesondere in Bezug auf die Intubations- und Beatmungstechnik.

Krankheitsbilder

Auch wenn diese Techniken oft nur vom routinierten Intensivmediziner sicher beherrscht werden, muss dennoch jeder notärztlich tätige Arzt die wichtigsten Krankheitsbilder, die zur akuten Atemnot führen, differenzialdiagnostisch abschätzen können.

Die wichtigsten Krankheitsbilder, die zu einer akuten Atemnot führen können, sind:
- Aspiration von Fremdkörpern (S. 95)
- Asthma bronchiale (S. 98)
- Epiglottitis (S. 102)
- Pseudokrupp (S. 100)

Erstmaßnahmen

Die Intubation lässt sich oft durch gezielte Erstmaßnahmen umgehen. Meist genügen dann für die Aufrechterhaltung einer ausreichenden Atmung folgende Maßnahmen:
- stabile Seitenlage oder Oberkörperhochlagerung
- Absaugen des Nasopharynx
- O_2-Gabe über vorgehaltene Maske

Aspiration

Die Aspiration von Nahrung kommt bevorzugt bei Säuglingen in den ersten 2–3 Lebensmonaten vor, besonders bei Erbrechen in Rückenlage. Die Aspiration von in den Mund gesteckten Gegenständen (z. B. Erdnusskerne, Erbsen, Bohnen, kleine Spielsachen) tritt gehäuft im Kleinkindesalter auf. Selten, aber äußerst bedrohlich ist die Aspiration von Kinderpuder, da dieses tief in die Atemwege eindringen kann.

Die meisten aspirierten Fremdkörper gelangen in den Bronchialbaum, lediglich 10–15 % verbleiben im laryngotrachealen Bereich und sind damit potenziell durch den Helfer zu entfernen.

Symptome

- plötzlicher Husten
- Würgen, Keuchen
- Dyspnoe, im schlimmsten Fall auch Apnoe
- Stridor
- Giemen
- abgeschwächtes oder fehlendes Atemgeräusch im betroffenen Lungenabschnitt

Therapeutische Maßnahmen

Basismaßnahmen bei Aspiration

Maßnahme	Details
Keine Zyanose, keine sonstigen Zeichen einer unzureichenden O$_2$-Versorgung	

Maßnahme	Details	
Lagerung	• stabile Seitenlage • Kopf leicht überstrecken • alternativ Oberkörperhochlagerung	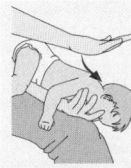
Sauerstoff	über Nasensonde/Maske	4–6 l O$_2$/min
weitere Maß-nahmen	notärztliche Begleitung in die nächste Kinderklinik	

Zeichen der O$_2$-Minderversorgung (zunehmende Zyanose, Atemnot)

| Fremdkörper-entfernung | • Fremdkörperentfernung durch Frei-räumen des Mund-Rachen-Raums mithilfe der Absaugung oder geeignetem Instrumentarium (Magill-Zange)
• bei ausbleibendem Erfolg bei Säuglingen oder Kleinkindern:
 – Kind in Bauchlage und mit dem Kopf nach unten halten
 – mit der flachen Hand zunächst leicht – bei Misserfolg zunehmend kräfti-ger – bis zu 5-mal zwischen die Schulterblätter schlagen
 – bei ausbleibendem Erfolg Kind in Rückenlage bringen (Kopf wieder tiefer als Thorax!) und 5 Stöße gegen das Sternum verabreichen (ähnlich wie bei der Herzdruckmassage, je-doch sollten die Thoraxstöße etwas schärfer und heftiger sowie mit etwas langsamerer Frequenz [alle 3 s 1 Stoß] durchgeführt werden)
 – nach 5 Schlägen auf den Rücken und 5 Thoraxstößen Mund-Rachen-Raum erneut überprüfen und sicht-bare Fremdkörper ggf. entfernen
 – bei ausbleibendem Erfolg Vorgehen wiederholen | 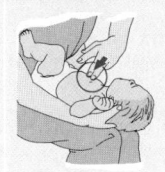
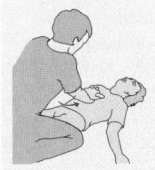 |

Maßnahme	Details
	• bei ausbleibendem Erfolg bei größeren Kindern: Heimlich-Handgriff • bei weiter ausbleibendem Erfolg Rachenbereich unter endoskopischer Sicht absaugen und ausräumen, ggf. intubieren • Notfallkoniotomie (S. 40) als letzte (verzweifelte) Maßnahme • bei Kreislaufstillstand CPR

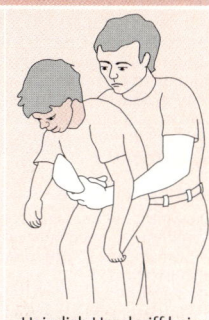

Heimlich-Handgriff beim stehenden Kind

Ersticken

Atemwege frei machen → Beatmung

Beatmung ← Atemwege frei machen

Säugling (< 1 Jahr alt)

Kind (> 1 Jahr alt)

Mund überprüfen

5 Rücken- schläge

5 Rücken- schläge

Mund überprüfen

5 Thorax- stöße

5 Thorax- stöße

5 Stöße gegen das Abdomen

(nach ERC-Guidelines 2005; www.erc.edu)

! Prinzipiell soll im Kindesalter das „blinde Auswischen" des Mund-Rachen-Raums mit dem Finger vermieden werden, da ein Fremdkörper dadurch möglicherweise nur weiter nach hinten verlagert wird und eine komplette Obstruktion hervorruft!

Asthma bronchiale

Beim Asthmaanfall sind die Bronchien verengt. Da der Bronchiendurchmesser durch den intrathorakalen Druck bei der Ausatmung abnimmt, ist die Exspiration zunehmend behindert und unvollständig. Die Ausatmung gelingt immer weniger (= Air Trapping), es kommt zu einem emphysematischen Fassthorax und der Atemstrom nimmt ab. Diese reduzierten Atemgeräusche (Silent Chest, Silent Lung) kündigen die lebensbedrohlichen Zustände Status asthmaticus oder maligne Asthmakrise an.

Symptome

Status asthmaticus

Der Status asthmaticus ist durch ein kurzfristiges Einsetzen der Atemnot aus scheinbarem Wohlbefinden oder rasche Verschlechterung eines chronischen Asthma bronchiale gekennzeichnet. Symptome sind:
- Hustenreiz
- Atemnot
- verlängerte Exspiration mit Giemen
- evtl. Stridor
- Tachykardie und Hypertonie
- Unruhe, Angst, Schwitzen
- prall gefüllte Halsvenen

Maligne Asthmakrise

Die maligne Asthmakrise tritt meist nachts im Schlaf als akute Hypoxie bei Kindern mit Asthma bronchiale auf. Die typischen Symptome des Status asthmaticus fehlen meist. Typisch sind:
- rasch zunehmende Atemnot
- Atemgeräusche auskultatorisch fast nicht mehr wahrnehmbar (Silent Lung)
- Bewusstseinsverlust
- Krampfäquivalente mit Stuhl- und Urinabgang

Therapeutische Maßnahmen

Basismaßnahmen bei Asthma bronchiale.

Maßnahme	Details	
Lagerung	mit erhöhtem Oberkörper	
bei Zyanose Sauerstoff	am besten über Maske	4–6 l O₂/min
weitere Maßnahmen	Kind beruhigen	

Medikamentöse Maßnahmen bei Asthma bronchiale.

Indikation	Medikament	Dosierung	Beispiel
sofern möglich Anwendung von Dosier-Aerosolen			
β_2-Sympathiko-mimetika per inhalationem	Salbutamol 1 Hub = 0,1 mg	0,1–0,2 mg (Kinder ≥ 4 Jahre; im Notfall aber bereits ab Säuglingsalter möglich)	1–2 Hübe Sultanol (ideal: Spacer verwenden)
	oder	oder	oder
	Salbutamol/ Ipratropium vernebeln	2,5 mg Salbutamol 125 µg Ipratropium ad 4 ml NaCl 0,9 % (Kinder > 5 Jahre)	**Cave:** Bronchodilatatoren können initial die SO_2 verschlechtern (Aufheben der pulmonalen Vasokonstriktion)
alternativ ist die subkutane Gabe von β_2-Sympathikomimetika möglich			
β_2-Sympathiko-mimetika s. c.	Terbutalin 1 Amp. Bricanyl = 1 ml = 0,5 mg	5–10 µg/kgKG	Säuglinge und Kleinkinder: 0,1–0,2 ml Bricanyl s. c.
Kortikosteroide	Prednisolon	4 mg/kgKG i. v.	20–125 mg Solu-Decortin H i. v.
	oder	oder	oder
	Prednisolon	100 mg rektal	1 Supp. Infectocortikrupp 100 mg
Broncho-spasmolyse	Magnesium (Magnesium 5 Sulfat Amp 10%)	50 mg/kgKG als Kurzinfusion über 15 min, solange Herzfrequenz > 100	10 ml ad 100 ml NaCl über 15 min, solange Herzfrequenz > 100
	Theophyllin 1 Amp. Bronchoparat 10 ml = 200 mg	5 mg/kgKG langsam i. v.	• Bronchoparat 200 mg/10 ml • 20 kgKG: 5 ml sehr langsam i. v.

Indikation	Medikament	Dosierung	Beispiel
ggf. leichte Sedierung	Midazolam 1 Amp. Dormicum V 5 mg/5 ml*	0,05 mg/kgKG ggf. wiederholen	• Dormicum V 5 • 20 kgKG: 1 mg = 1 ml i. v.
ggf. Narkose	S-Ketamin 1 Amp. Ketanst S 25 mg/5 ml	• 1–2 mg/kgKG i. v. mit Atropin 0,01 mg/kgKG kombinieren • i. m. Gabe notfalls möglich	20 kgKG: 20–40 mg Ketanest S + 0,2 mg Atropin i. v.

Pseudokrupp

Pseudokrupp ist die Bezeichnung für eine stenosierende Laryngotracheitis, die durch eine Virusinfektion mit entzündlicher Einengung des subglottischen Raums ausgelöst wird. Umwelteinflüsse (kaltes Wetter, Wetterwechsel, Luftverschmutzung) begünstigen möglicherweise die Entstehung, die Erkrankung dauert eine Woche und ist häufig rezidivierend.

Symptome

Oft geht es den Kindern tagsüber gut, mitten in der Nacht kommt es dann zum Anfall. Der Husten klingt wie Hundebellen, der Stridor wie der Ruf eines Seelöwen.

> **!** Die Kombination febriles Kleinkind mit Atemnot und Stridor ist ein häufiger Notfall und wird in 90 % durch einen Pseudokruppanfall ausgelöst.

	Normal	1 mm Ödem	Atemwegswiderstand	Querschnittsfläche
Kinder	4 mm		16-fach erhöht	um 75% erniedrigt
Erwachsene	8 mm		3-fach erhöht	um 44% erniedrigt

Differenzialdiagnose von Kindern mit Fieber, Atemnot und inspiratorischem Stridor

> Vom Pseudokrupp sind die bedrohliche Epiglottitis, der retropharyngeale Abszess und die bakterielle Tracheitis abzugrenzen. Der echte Kruppanfall tritt bei Diphtherie auf und ist aufgrund der hohen Durchimpfung eine Rarität.

Merkmal/ Symptom	Stenosierende Laryngotracheitis (Pseudokrupp)	Epiglottitis	Retropharyngealer Abszess	Bakterielle Tracheitis
Krankheitsbeginn	erst „Schnupfen"	stürmisch	langsam	langsam
Alter des Kindes	½–3 Jahre	2–6 Jahre	½–4 Jahre	verschieden
Haltung im Bett	liegend, atypisch, unruhig	sitzend, nach vorn gebeugt, ruhig	Hals steif, ruhig	verschieden
Fieber	um 38 °C	>> 38 °C	>> 38 °C	> 38 °C
Stimme	heiser!!!	leise, kloßig	leise	leise
Blässe	–/+	+++	++	++
Husten	bellender Husten	–	–	schmerzhaft
Speichelfluss	–/(+)	+++	+++	–
Schluckbeschwerden	–	++	+++	–

Therapeutische Maßnahmen

Da der Sauerstoffverbrauch des Kindes durch die atemnotbedingte Unruhe erheblich gesteigert ist, ist die Beruhigung des Kindes (und seiner Angehörigen) die erste wichtige Maßnahme.
Gleichzeitig sollten die Manipulationen am Kind auf das Allernötigste beschränkt werden. Sämtliche Maßnahmen und insbesondere die vorsichtige Racheninspektion (ohne Spatel!) sollten in Intubationsbereitschaft durchgeführt werden, wobei die Intubation aber nur als letztes Mittel eingesetzt werden darf.

Basismaßnahmen bei Pseudokrupp.

Maßnahme	Details	
Beruhigung	Kind auf dem Arm der Mutter an die frische Luft bringen	
Sauerstoff	über Nasensonde/Maske	4 l O$_2$/min

Medikamentöse Maßnahmen bei Pseudokrupp.

Anwendung	Medikament	Dosierung	Beispiel
Inhalation	Epinephrin-Sprüh-lösung		2–4 Hübe Infectokrupp Inhal tief in den Rachen
	Adrenalin-Verne-belung über Sauerstoffmaske	0,5 mg/kgKG (max. 5 mg)	0,5 mg/kgKG Adrenalin ad 5 ml NaCl 0,9 % über Inhalationsmaske
	Kortison	Prednison/ Prednisolon rektal	Rectodelt 100 Supp.
			oder
			Infectocortikrupp Supp.
		Prednisolon/ Methylprednisolon i.v. (4 mg/kgKG)	20–125 mg Solu-Decor-tin H i.v.
			oder
			20–125 mg Urbason solubile
weitere Maßnahmen	bei lebensbedrohlicher Ateminsuffizienz Maskenbeatmung, Intubation nur, wenn unausweichlich		

Epiglottitis

Perakut verlaufende bakterielle Infektion der Epiglottis zumeist durch Haemophilus influenzae (HIB). Kann unbehandelt oder falsch behandelt rasch zum Erstickungstod führen. Einerseits verhindert die HIB-Impfung nur die klassischen Fälle, andererseits nimmt die Inzidenz aufgrund der Impfmüdigkeit in letzter Zeit deutlich zu.

Symptome

- Leichter Stridor, hohes Fieber und Speichelausfluss, Schluckbeschwerden
- zur Abgrenzung von z.B. Pseudokrupp oder retropharyngealem Abszess s. S. 101

Zunehmende Inzidenz? Daher Vorsicht bei Kindern mit diesen Symptomen!

Therapeutische Maßnahmen

Bei der Epiglottitis kann durch zu viel ärztlichen Aktionismus perakut der Atemweg zuschwellen, nur sehr erfahrenen Ärzten gelingt dann durch Intubation oder Koniotomie noch eine Rettung → bei jedem Verdacht auf Epiglottitis rasch in eine Klinik mit erfahrenem Anästhesisten/HNO-Ärzten/Pädiatern, Voranmeldung!

- das Kind nur berühren, wenn es einen Atemstillstand hat: Kind auf dem Arm der Mutter in den RTW verbringen, eilig in die Klinik
- Sauerstoffdusche (8 l/min), ggf. assistierende Maskenbeatmung des sitzenden Kindes
- Voranmeldung (Epiglottitis: Anästhesist/HNO/Pädiater in Ambulanz-OP, Inhalationseinleitung fertigmachen, Koniotomiebereitschaft herstellen)

Scheitert der erste Intubationsversuch, ist wahrscheinlich nur noch eine Koniotomie (S. 40) möglich (Larynxmaske/-tubus nützt nichts).

Bronchiolitis

Häufige Erkrankung von Säuglingen im Winter, ausgelöst durch das RS-Virus.

Symptome

- beginnt mit „Schnupfen"
- Atemnot, Tachypnoe
- Husten, teils mit Erbrechen
- Bronchospastik, teils Rasselgeräusche, hypersonorer Klopfschall
- **Cave:** Apnoen und Zyanose (vor allem bei Säuglingen < 3 Monate)

Therapeutische Maßnahmen

- O_2-Gabe, notfalls assistierte Beatmung
- Bronchodilatatoren versuchen (s. Asthma, S. 98), Kortison unwirksam
- Isolieren, da hochinfektiös

4.5 Augenverletzungen

Definition, Ursachen und Symptome

Die häufigsten Verletzungsarten im Augenbereich sind:
- mechanische Verletzungen
  - Fremdkörper im Auge (ohne Penetration)
  - penetrierende/perforierende Verletzungen
  - stumpfe Verletzungen (Contusio bulbi)
- Verbrennungen/Verätzungen

Häufigste Verletzungsarten im Augenbereich.

Art der Verletzung	Beispiele	Symptomatik	Vorgehen
Fremdkörper ohne Penetration	kleine Fremdkörper wie z. B. Staubkörner, Rost, Ruß oder kleine Insekten	• Augenreizung (starke Reizung möglich bei etwas größeren oder unter einem Augenlid festgesetzten Fremdkörpern) • Tränen • Schmerz • Blepharospasmus (Lidkrampf) • Lichtscheu	• werden meist von selbst durch die Tränenflüssigkeit aus dem Auge herausgespült • Entfernung mittels Augenspülung (s. u.) vor Ort, außer wenn die Art des Fremdkörpers unklar ist oder er aus Metall, Holz oder einem anderen harten Material besteht
penetrierende Verletzungen (können Hornhaut, Bindehaut und Augenadnexe betreffen)	Glassplitter von Windschutzscheiben oder Brillengläsern, Metallsplitter, Feuerwerkskörper	• wie oben, Schmerz kann bei glatter Perforation weitgehend fehlen! • akute Bedrohung des Sehvermögens möglich (primär durch die Verletzung direkt, sekundär durch Infektion, Sekundärglaukom u. a.)	• Oberkörper hochlagern • sterile Abdeckung: beide Augen locker mit sterilen Mullkompressen abdecken (Ruhigstellung der Augen) • ggf. venöser Zugang
stumpfe Verletzungen (Contusio bulbi)	Tennis-/Squash-Ball, Schlägerei, Autounfall	• wie oben, insbesondere Schmerz • einfache Prellung bis hin zur Orbitafraktur und Schädelbasisbruch möglich	

Art der Verletzung	Beispiele	Symptomatik	Vorgehen

Verätzungen	Laugen (z. B. Waschmittel, ungelöschter Kalk, Chemikalien) oder Säuren (z. B. Batteriesäure, Reinigungsmittel)	• wie oben, Schmerz oft sehr stark
		• Sehstörungen bis hin zum totalen Sehverlust
		• rotes Auge
		  – leichte Verätzung: Bindehaut teils hyperämisch (rot), teils ischämisch (blass)
		  – schwere Verätzung: partielle oder totale Hornhauttrübung („gekochtes Fischauge")
			• bei Kalkverätzungen: zunächst Entfernung aller sichtbaren Kalkpartikel möglichst trocken (Tupfer, Wattestäbchen)
			• ausgiebige Augenspülung (s. u.)

Verbrennungen/ Verbrühungen	Stichflamme, heiße Dämpfe oder Gase, kochendes Wasser, heißes Fett/Öl, glühendes Metall	• wie oben, Schmerz oft sehr stark • Sehstörungen bis hin zum totalen Sehverlust	sofortige, ausgiebige Augenspülung (s. u.)

Therapeutische Maßnahmen

! Keine unnötigen Manipulationen am Auge, präklinische spezifische Therapie nur bei Verdacht auf nicht penetrierenden Fremdkörper → evtl. Versuch der Entfernung Augenverätzung und Augenverbrennung → sofortige Augenspülung.

Maßnahmen bei Augenverletzungen.

Vorgehen	Medikament	Dosierung	Beispiel
Augenspülung			
ggf. Lokal-anästhesie	Oxybuprocain		Conjuncain-EDO 1–2 Tr. ein-tropfen
	notfalls Lidocain		Xylocain 1–2 Tr. eintropfen
Vorbereitung	• grobe Partikel mit Kompressenzipfel oder Wattestäbchen entfernen • Kopf zur Seite des erkrankten Auges hin drehen lassen • Auge durch Helfer öffnen und offen halten lassen		

Vorgehen	• Flüssigkeit
	  – Wasser (z. B. unter laufendem Wasserstrahl am Waschbecken)
	  – Ringer-Lösung (z. B. über Infusionsschlauch)
	  – Isogutt mit Spülflasche/Spülbeutel o.Ä.
	• Flüssigkeit ausgiebig über Horn- und Bindehaut laufen lassen
	• gezieltes Nachspülen der Bindehaut-umschlagsfalten mit 10- oder 20-ml-Spritze mit aufgesetzter Plastikverweil-kanüle, dazu ggf. Oberlid ektropionieren
	• Fortführung der Spülung auch während des Transports zur (Augen-)Klinik		

4.6 Diabetes mellitus

In Deutschland sind etwa 16.000 Kinder an Diabetes mellitus erkrankt. Zumeist handelt es sich um Diabetes mellitus Typ 1, der zu 50 % im Kindesalter beginnt (**Cave:** bei Adipositas auch Typ 2). Beim Typ 1 bedingt der absolute Insulinmangel bei ca. 20 % eine Erstmanifestation als Ketoazidose. Hauptgründe für Notfälle sind allerdings Therapiefehler und Stoffwechselstörungen aufgrund von Infekten. Grundsätzlich gilt: Bei jedem Notfallpatienten insbesondere bei ZNS-Zeichen (Verwirrung, Aggressivität, Krampfanfall, Bewusstseinsstörung) immer BZ-Stix!

Hyperglykämie (Erstmanifestation des Diabetes, Insulinfehler, Infekt)

Symptome

- Polyurie → **Durst** ↑, Enuresis → Exsikkose (Herzfrequenz ↑, Rekapillarisierungszeit ↑, Blutdruck ↓, Zentralisation, trockene Schleimhäute)
- Übelkeit/Erbrechen → Pseudoperitonitis diabetica
- Azetongeruch, „stille" Hyperventilation, Luftnot (bei niedrigem pH)
- Schwäche, Bewusstseinsstörungen → Koma kann sich in Stunden entwickeln
- BZ > 200 mg% (11 mmol/l)

Allgemeine therapeutische Maßnahmen

Basismaßnahmen bei diabetischem Koma.

Maßnahme	Details		
Lagerung	stabile Seitenlage, ggf. Schocklage		
Sauerstoff	über Nasensonde/Maske	4–6 l O$_2$/min	
weitere Maßnahmen	• venöser Zugang • bei GCS ≤ 8 Intubation/Beatmung	10 ml/kgKG* NaCl 0,9 %	

* *es gibt Empfehlungen für eine initiale Volumengabe von 20 ml/kgKG; aufgrund der erheblichen Hirnödemgefahr sollte allerdings – so der Kreislauf stabil ist – vorsichtiger Volumen gegeben werden*

Medikamentöse Maßnahmen bei diabetischem Koma.

Indikation	Medikament	Dosierung	Beispiel 20 kgKG
Hirndruckzeichen	Hyperhaes	4 ml/kgKG	80 ml schnell i. v.

außerhalb der Klinik keine Insulingabe und keine Gabe von NaHCO$_3$

Hypoglykämie (Insulinüberdosierung, Ernährungsfehler, ungewohnte körperliche Belastung)

Symptome

- ZNS: von Aggressivität bis Krampfanfall/Koma ist alles möglich!!! → bei jedem ZNS-Zeichen BZ-Stix erforderlich!
- Vegetativum: Schweißausbruch, Zittern, Tachykardie, Heißhunger
- Kopfschmerz
- BZ < 60 mg% (3,3 mmol/l), Säuglinge < 40 mg%

Therapeutische Maßnahmen

Basismaßnahmen bei hypoglykämischem Koma.

Maßnahme	Details	
Waches Kind		
	zuckerhaltige Getränke, Kekse	
Nicht bewusstseinsklares Kind		
Lagerung	stabile Seitenlage, ggf. Schocklage	
Sauerstoff	über Nasensonde/Maske	4 l O$_2$/min
weitere Maßnahmen	venöser Zugang	

Medikamentöse Maßnahmen bei nicht bewusstseinsklaren Kindern im hypoglykämischen Koma.

Indikation	Medikament	Dosierung	Beispiel 20 kgKG
i. v. Glukose-gabe	Glukose 20 % i. v.	2 ml/kgKG bis zum „Aufklaren" des Kindes	40 ml Glukose 20 % i. v.
Infusion	Glukose 5 % in Ringer-Laktat	250 ml Ringer-Laktat + 30 ml Glukose 40 %	200 ml langsam i. v.

4.7 Elektrounfall

Definition

- Niederspannungsunfälle: Spannung < 1000 V, 80 % aller Stromunfälle, 3 % davon verlaufen tödlich
- Hochspannungsunfälle: Spannung > 1000 V, 20 % aller Stromunfälle, zu 30 % tödlich

Die Folgen der Stromeinwirkung auf den menschlichen Körper sind abhängig von:
- Stromart (Gleich-, Wechselstrom)
- Spannung (Nieder-, Hochspannung)
- Stromfrequenz (die im Haushalt üblichen 50 Hz sind für das Herz besonders gefährlich!)

- Widerstand an den Stromübertrittsstellen (z. B. Hautwiderstand an trockener, dicker Haut ca. 10.000–20.000 Ohm, an dünner, feuchter Haut 110 Ohm)
- Stromstärke und Stromdichte (diese Werte sind wiederum von Spannung und Widerstand abhängig; die Stromstärke wird in Ampere [A] gemessen. Werte < 0,5 mA sind nicht spürbar, Werte > 15–25 mA rufen Muskelkontraktionen hervor, die ein selbstständiges Lösen aus dem Stromkreis meist unmöglich machen)
- Stromweg (liegen wichtige Organe, wie z. B. Herz, Gehirn, auf dem Stromweg?)
- Einwirkungszeit (je länger die Einwirkungszeit, desto größer die Schädigung)

Symptome

Die Symptome sind von allen o. g. Faktoren abhängig und entsprechend variabel:
- Kind „klebt" evtl. durch Muskelkrämpfe an der Stromquelle
- Bewusstseinsstörung bis Bewusstlosigkeit
- Tachykardie, Rhythmusstörungen
- evtl. Herz-Kreislauf-Stillstand (in ca. 70 % durch Kammerflimmern, in ca. 30 % durch Asystolie bedingt)
- Atemstillstand
- Verbrennungen I.–III. Grades (Strommarken)

Therapeutische Maßnahmen

Eigensicherung:
- Sicherheitsabstände einhalten:
  – bis 30.000 V mindestens 1,5 m
  – bis 110.000 V mindestens 2,0 m
  – bis 220.000 V mindestens 3,0 m
  – bis 380.000 V mindestens 4,0 m
- Abschalten des Stromkreises und Sicherung gegen Wiedereinschaltung durch Fachleute (Feuerwehr, E-Werk, Bundesbahn)
- Überprüfen der Spannungsfreiheit durch Fachleute
- Absicherung gegen unter Spannung stehende benachbarte Teile

Basismaßnahmen bei Elektrounfall.

Maßnahme	Details	
Lagerung	• in Abhängigkeit vom Bewusstseins-zustand Oberkörper hoch/stabile Seitenlage • HWS-Immobilisierung (HWS-Verletzung durch starke Muskelkontraktionen möglich)	
Sauerstoff	über Nasensonde/Maske	4 l O₂/min

Maßnahme	Details	
Infusion	venöser Zugang mit Ringer-Laktat	bei Schockzeichen 20 ml/kgKG Ringer-Laktat
weitere Maßnahmen	• ständige Überwachung von Puls, RR und EKG • ggf. Intubation und Beatmung • steriles Abdecken von Brandwunden • Schutz vor Unterkühlung	

Medikamentöse Maßnahmen bei Elektrounfall.

Indikation	Medikament	Dosierung	Beispiel 20 kgKG
Volumen-substitution	Ringer-Laktat/NaCl 0,9 %	20 ml/kgKG bei Schockzeichen	400 ml NaCl 0,9 %/Ringer-Laktat
Analgesie	S-Ketamin	0,25 mg/kgKG	Ketanest S 5 mg i. v.
Sedierung	Midazolam	0,1 mg/kgKG	2 mg Dormicum V i. v.
Herzrhythmus-störungen	nur behandeln bei vitaler Bedrohung → S. 115ff.		

4.8 Ertrinkungsunfall

Zweithäufigste unfallbedingte Todesursache, vor allem Kinder < 4 Jahre!

Pathophysiologie

Lebensbedrohlich ist primär die akute Hypoxämie und nicht die Aspiration! Auch beim „feuchten" Ertrinken hat die Menge des aspirierten Wassers normalerweise eine Größenordnung, in der sie von den Alveolen problemlos resorbiert werden kann.

- Ertrinkungsunfall ohne Aspiration: reflektorischer Atemstillstand beim Eintauchen des Kopfes unter Wasser und reflektorischer Glottisschluss beim Eindringen von Wasser in den Kehlkopfbereich
- Kinder können aufgrund ihrer großen Körperoberfläche schneller auskühlen (wirkt als Hypoxieschutz); außerdem Verlängerung der Hypoxietoleranz durch Blutverteilung (O_2-Verbrauch ↓ des peripheren Gewebes zugunsten von Herz und Gehirn)
- Kinder, die einen akuten Ertrinkungsunfall überlebt haben, sind noch nicht endgültig außer Gefahr, da sich nach Minuten bis Stunden ein schweres Lungenödem ausbilden und zum „sekundären Ertrinken" führen kann

Symptome

- panische Angst, Erregung
- angestrengte, unregelmäßige Atmung
- Bewusstlosigkeit, Apnoe, Zyanose
- Zeichen eines Lungenödems
- Krämpfe
- Kreislaufstillstand
- Hypothermie

Therapeutische Maßnahmen

Basismaßnahmen bei Ertrinkungsunfall.

Maßnahme	Details	
Lagerung	abhängig vom Bewusstseinszustand: • Flachlagerung, stabile Seitenlage • Oberkörperhochlagerung 30° (Hirnödemprophylaxe)	
Sauerstoff	über Nasensonde/Maske	2–4 l O$_2$/min
Infusion	venöser Zugang	Ringer-Laktat
weitere Maßnahmen	• Atemwege frei machen/frei halten • falls erforderlich, Reanimation • großzügige Indikation zur Intubation und Beatmung mit PEEP (4–6 cm H$_2$O) **Cave:** Maskenbeatmung mit hoher Aspirationsrate (80 %) verbunden • frühe Intubation oder früher Einsatz von Larynxmaske/-tubus • Magensonde • Hypothermie verhindern (nasse Kleidung ausziehen!), unnötige Bewegungen vermeiden (Umverteilung von kaltem Peripherieblut in zentrale Kompartimente → Bergungstod) • BZ-Stix: Hypoglykämie behandeln, Hyperglykämie zeigt schlechte Prognose	

Tief hypotherme Kinder im Kreislaufstillstand müssen an der Herz-Lungen-Maschine wiedererwärmt werden (Kardiochirurgie ansteuern?). Zerebraler Hypothermieschutz ist aber nur bei Wassertemperaturen unter 10 °C zu erwarten.
Feststellungen zur Submersionszeit und zur Wassertemperatur (Feuerwehr kann die messen) sind hilfreich, um eine Entscheidung zum Einsatz der Herz-Lungen-Maschine zu treffen. Bei Problemgewässern (z. B. Jauchegrube, Ententeich) sollte die Feuerwehr eine Wasserprobe asservieren.

4.9 Exsikkose (Dehydratation)

Der zweithäufigste Grund einer notfallmäßigen Krankenhausaufnahme ist die isotone Dehydratation durch Flüssigkeitsverluste bei Gastroenteritis. Da der Wasserverlust im Kindesalter rasch in eine lebensbedrohliche Situation führen kann, wurde das Krankheitsbild früher auch als „Toxikose" bezeichnet. Präklinisch ist eine Unterscheidung in hypotone (5 %), isotone (80 %) oder hypertone (15 %) Dehydratation ohne Belang, da initial grundsätzlich zunächst Vollelektrolytflüssigkeit zu ersetzen ist und ein vorsichtiger Ausgleich in der Klinik zu erfolgen hat (sonst Hirnödem oder zentrale pontine Myelinolyse). Gleiches gilt für die bei ausgeprägter Dehydratation stets kombinierte Azidose. Eine leichte Dehydratation ist bei einem Gewichtsverlust von ca. 5 % anzunehmen, eine schwere bei einem Gewichtsverlust von ca. 10 %.

Symptome bei (mittel-)schwerer Dehydratation

Bei 2 der folgenden Zeichen besteht eine mittelschwere, bei mehr eine schwere Dehydratation (> 10 %):
- Rekapillarisierungszeit > 2 Sek. (dieser Wert ist altersunabhängig und das wichtigste Schockzeichen bei Kindern!)
- trockene Schleimhäute
- keine/kaum Tränen
- Lethargie oder Agitiertheit

Weitere Symptome:
- Verlust des Hautturgors (Hautfalte bleibt > 2 s stehen)
- blassgraues Hautkolorit, zentralisiert (Tipp: Kalt-warm-Grenze mit Kuli und Uhrzeit markieren)
- Tachykardie, Hypotonie
- schnelle, flache Atmung, spätes Zeichen: Cheyne-Stokes-Atmung
- eingesunkene Fontanelle und eingesunkene Bulbi
- Bewusstseinsstörung, evtl. Krampfanfälle
- keine nassen Windeln für 8 Stunden = Dehydratation

Therapeutische Maßnahmen

Basismaßnahmen bei Exsikkose.

Maßnahme	Details	
Lagerung	stabile Seitenlage	
Sauerstoff	ggf. Beatmung über Maske	2–4 l O$_2$/min
Infusion	venöser Zugang	Ringer-Laktat
weitere Maßnahmen	• Atemwege frei machen/frei halten • Temperaturmessung • Blutzuckerbestimmung	

Medikamentöse Maßnahmen bei Exsikkose.

Indikation	Medikament	Dosierung	Beispiel
Volumen-substitution	kristalloide Lösung	20 ml/kgKG i. v. bei Schockzeichen initial rasches Infundieren	20 kgKG: 400 ml Ringer-Laktat oder NaCl 0,9 %
	bei Säuglingen oder Hypoglykämie		
	Glukose 40 %	Zusatz von 12 ml Glukose 40 % ad 250 ml NaCl 0,9 %	es entsteht eine 2 %ige Glukoselösung

Kinder mit nur mittelgradiger Exsikkose können problemlos oral ernährt werden, initial evtl. Elektrolytlösungen (z. B. Oralpaedon Apfel/Banane, Erdbeer, neutral; kein Apfelsaft [zu viel Zucker!], keine Kohlensäure), eine kindadaptierte Ernährung kann rasch folgen (natürlich auch Muttermilch).
Motilitätshemmer (z. B. Immodium) sind kontraindiziert, Übelkeit kann mit Vomex A oder Ondansetron (0,1 mg/kgKG) behandelt werden.

4.10 Extremitätenfrakturen

Kinder haben einen sehr belastbaren Bandapparat: Knochenbrüche sind daher wahrscheinlicher als Bandzerreißungen (bei Erwachsenen umgekehrt).

Symptome

- bedrohliche Blutungen möglich
- Durchblutung, Motorik und Sensibilität können eingeschränkt sein
- Kompartmentsyndrom: kündigt sich am häufigsten durch „distalen Schmerz" oder „zunehmenden Schmerz" an
- offene Frakturen:
  - I: Wunde über der Fraktur
  - II: Durchspießen von einem Knochenfragment
  - III: ausgedehnte Weichteilverletzung oberhalb der Knochenfraktur

> **!** Möglichkeit einer Kindesmisshandlung immer bedenken, daher sorgfältig die Umgebungsbedingungen dokumentieren.

Therapeutische Maßnahmen

Die meisten Extremitätenverletzungen brauchen nur:
- Schmerzbehandlung
- Ruhigstellung
- Kühlen
- Kompression
- Hochlagern
- offene Frakturen:
  - Blutungskontrolle
  - vor Verband Fotodokumentation – das erspart das unnötige Öffnen des Verbandes vor der OP
  - steril abdecken

4.11 Fremdkörper

Nase

- Mutter oder Vater des Kindes fest in den Mund blasen lassen oder Ambubeutel-Konnektor in den Mund nehmen und fest einblasen, das Kind soll dabei die Luft anhalten → 80 % Erfolg
- sonst Versuch mit Nasenspekulum, HNO-Pinzette

Ohr

Vor allem lebende Insekten können erhebliche Beschwerden auslösen. Insekt mit Öl (nicht Wasser – Insekt quellt auf!) abtöten, anschließend mit Lidocain spülen.

Atemwege

Fremdkörperaspiration s. Atemnot, Aspiration, S. 95

4.12 Herz-Kreislauf-Stillstand

s. Reanimation, S. 49

4.13 Herzrhythmusstörungen

Allgemeines

Häufigkeit

Störung	Häufigkeit
gelegentliche, gutartige Herzrhythmusstörungen	10 von 100
▪ Extraschläge	5–20 %
▪ Pausen	4–8 %
▪ Fehlregulationen im Langzeit-EKG	5–10 %
chronische Probleme mit Herzrhythmusstörungen	1 von 100
▪ angeborene Fehlanlagen, z. B. WPW-Syndrom, angeborener AV-Block	am häufigsten
▪ erworbene Defekte/Störungen z. B. Herz-Operationen, Entzündungen	immer mehr
genetisch bedingte Herzrhythmusstörungen z. B.: Long-QT-Syndrom, Brugada-Syndrom, Kardiomyopathie	1 von 5000

Symptome

Die Symptome einer Herzrhythmusstörung sind allein von den direkten oder indirekten hämodynamischen Auswirkungen der Störung bestimmt. Ein einheitliches Bild gibt es dabei nicht, deshalb: immer daran denken und *EKG-Monitoring* als Screeningmaßnahme bei jedem Notfallpatienten!
Differenzialdiagnostisch erwogen werden müssen Rhythmusstörungen insbesondere bei
- Synkope
- Blutdruckabfall
- Bewusstlosigkeit
- klinischem Bild des Herz-Kreislauf-Stillstands
- Dyspnoe
- Angina pectoris

Symptome bei Säuglingen und Kleinkindern

- unerklärliche Veränderungen des Verhaltens
- Trinkunlust, Müdigkeit, Teilnahmslosigkeit
- Kraftlosigkeit, Blässe, Schwitzen
- Husten, Atemnot, Blauverfärbungen

Symptome und Beschwerden bei Kindern und Jugendlichen

- Herzstechen, Herzstolpern, Herzpausen
- Auftreten von Herzrasen (oft aus Ruhe)
- Herzschlag bis in den Hals spürbar

- akute Schwäche, Übelkeit, Schwindel
- häufig schlagartiges Ende der Symptome („Lichtschaltereffekt")

> **!** Inwieweit Rhythmusstörungen im Rahmen eines Notarzteinsatzes therapiert werden, hängt immer von den hämodynamischen Auswirkungen und dem klinischen Gesamtzustand des Kindes ab. Grundsätzlich gilt: Nur Lebensbedrohliches präklinisch behandeln – das Gefährlichste an Rhythmusstörungen bei Kindern ist die Übertherapie.

Diagnostisches Vorgehen

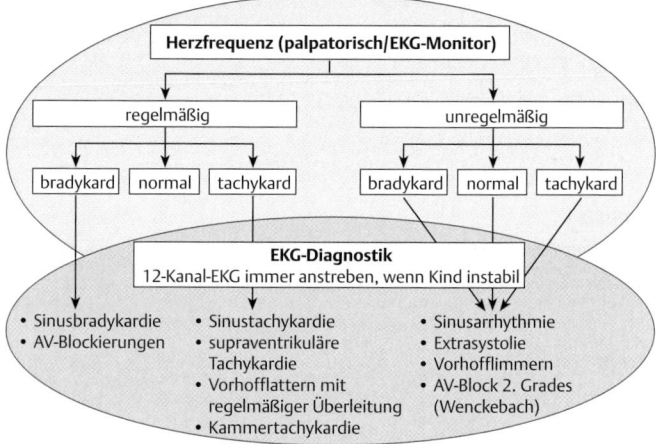

Herzfrequenz bei Kindern (modifiziert nach Keck, Hausdorf, Pädiatrische Kardiologie, Elsevier, 5. Aufl. 2002)

Alter	Bradykardie unter	Mittelwert	Tachykardie über
Neugeborenes	100	123	155
6 Monate	110	134	170
1–2 Jahre	90	119	150
3–4 Jahre	75	108	140

Alter	Bradykardie unter	Mittelwert	Tachykardie über
5–7 Jahre	65	100	135
8–11 Jahre	60	90	130

Tachykarde Herzrhythmusstörungen

Häufigkeit

Häufigste tachykarde Herzrhythmusstörungen beim Kind:
- Sinustachykardie
- supraventrikuläre Tachykardie (SVT)
  - paroxysmale Tachykardie aufgrund eines Reentry-Mechanismus (LGL, WPW, AV-Knoten-Reentry)
  - chronisch permanente supraventrikuläre Tachykardie
- ventrikuläre Tachykardie
  - idiopathisch
  - in Zusammenhang mit Herzfehlern
  - in Zusammenhang mit speziellen Abnormitäten (z. B. Long-QT-Syndrom:Tachykardie)

Symptome

Die klinische Symptomatik richtet sich nach dem Lebensalter, der kardialen Anatomie und dem Typ der vorliegenden Tachyarrhythmie. Bei sonst herzgesunden Säuglingen entwickelt sich bei den paroxysmalen SVT mit Kammerfrequenzen bis 300/min aufgrund der verkürzten diastolischen Füllung der Ventrikel rasch eine Herzinsuffizienz.

Mögliche Symptome bei tachykarden Herzrhythmusstörungen.

Herzinsuffizienz	Paroxysmale SVT	Ventrikuläre Tachykardien
<ul><li>reduzierter AZ</li><li>Lebervergrößerung (**Cave:** DD akutes Abdomen), Venenstau</li><li>Luftnot, Giemen, Rasselgeräusche, Tachypnoe, $SO_2 \downarrow$</li><li>Tachykardie</li><li>Zyanose, Rekapillarisierungszeit $\uparrow$</li></ul>	<ul><li>Palpitationen</li><li>Schwindel</li><li>Unwohlsein</li></ul> Synkopale Ereignisse sind eher selten	<ul><li>Palpitationen</li><li>Schwindel</li><li>Synkopen assoziiert Kammertachykardien mit hohen Herzfrequenzen können zum plötzlichen Herztod führen</li></ul>

Diagnostik

Monitor-EKG, ggf. 12-Kanal-EKG

Einteilung/Differenzierung einer Tachykardie im EKG.

QRS-Komplex	RR-Abstände	Formen
schmal	regelmäßig	• Sinustachykardie • atriale Tachykardie • AV-Knoten-Reentry-Tachykardie • AV-Reentry-Tachykardie (WPW-Syndrom) • Vorhofflattern mit regelmäßiger AV-Überleitung (2:1, 3:1)
	unregelmäßig	• Vorhofflimmern • Vorhofflattern
breit	regelmäßig	• ventrikuläre Tachykardie • Kammerflattern
	unregelmäßig	• Kammerflimmern • Vorhofflimmern mit Leitung über eine akzessorische Leitungsbahn (WPW-Syndrom)

Beispiele

Sinustachykardie

Sinustachykardien entstehen meist sekundär, z. B. durch Fieber, Hypovolämie, Schmerz, Sepsis, Stress, Vergiftung oder Hyperthyreose.
EKG-Merkmale sind:
- normale P-Wellen und schmale QRS-Komplexe
- normaler P-Q-Abstand
- Frequenz schneller als 2 Standardabweichungen

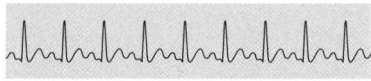

Paroxysmale supraventrikuläre Tachykardie

Paroxysmale (d. h. Beginn und Ende sind meist abrupt) supraventrikuläre Tachykardien entstehen:
- in den Vorhöfen (z. B. Vorhofflimmern, Vorhofflattern, ektope atriale Tachykardie), dann entsteht sowohl eine P-Welle als auch ein tachykarder Rhythmus mit normalem, schlankem QRS-Komplex

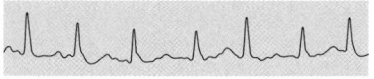

(aus Horacek, Der EKG-Trainer, 2. Aufl., 2007, Thieme, S. 267)

- durch eine duale Leitungsbahn im AV-Überleitungsbereich (AV-Knoten-Reentry-Tachykardie), dann fehlt die P-Welle und es entsteht ein gleichmäßig tachykarder Rhythmus mit normalem, schlankem QRS-Komplex

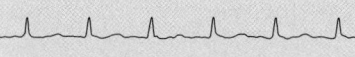

(aus Horacek, Der EKG-Trainer, 2. Aufl., 2007, Thieme, S. 299)

- durch eine akzessorische atrioventrikuläre Leitungsbahn mit einer sich daraus ergebenden Reentry-Tachykardie (z. B. WPW-Reentry-Tachykardie, s. u.)

Präexzitation, WPW-Syndrom, LGL-Syndrom

Wenn es zwischen Vorhöfen und Kammern zusätzliche Verbindungen (akzessorische Bahnen) gibt, über die außerhalb der regulären AV-Überleitungssysteme und unter Umgehung des AV-Knotens atriale Impulse vorzeitig an die Ventrikel übertragen werden können, spricht man von einer Präexzitation.
Typische EKG-Merkmale einer **Präexzitation** sind:

- verkürzte PQ-Dauer (< 0,12 s)
- ein leicht verbreiterter QRS-Komplex mit einem abgeflachten, verzögerten Anstieg (sog. Deltawelle)
- evtl. sekundäre ST-T-Veränderungen

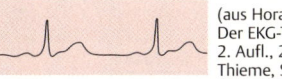

(aus Horacek, Der EKG-Trainer, 2. Aufl., 2007, Thieme, S. 253)

Die Kombination aus Präexzitation und bestimmten Formen einer paroxysmalen Tachykardie wird als **WPW-Syndrom** bezeichnet.
Beim **LGL-Syndrom** liegt der Störung nicht eine akzessorische Bahn, sondern ein besonders schnell leitender AV-Knoten zugrunde, es kommt zu einer Verkürzung der PQ-Zeit ohne Deltawelle.

Ventrikuläre Tachykardien

Der Ursprungsort einer ventrikulären Tachykardie liegt distal der His-Bifurkation, meist liegt ein Reentry in der Ventrikelmuskulatur zugrunde. Das Erscheinungsbild ventrikulärer Tachykardien kann sehr unterschiedlich sein, sie können nicht anhaltend (< 30 s) oder anhaltend (> 30 s), regelmäßig oder unregelmäßig sein, die Frequenzen liegen meist unter 200/min. EKG-Merkmale sind:

- drei oder mehr verbreiterte und deformierte QRS-Komplexe
- P-Wellen nicht erkennbar

(aus Horacek, Der EKG-Trainer, 2. Aufl., 2007, Thieme, S. 343)

Therapeutische Maßnahmen

Basismaßnahmen bei Tachykardien.

Maßnahme	Details	
Lagerung	mit erhöhtem Oberkörper	
Sauerstoff	über Nasensonde/Maske	2–4 l O₂/min
weitere Maßnahmen	Vitalfunktionen sichern	

Vorgehen

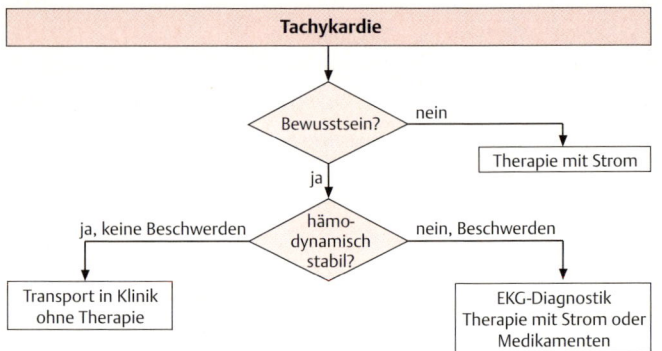

- hämodynamisch instabile Tachykardien werden primär möglichst elektrisch in Form einer externen Kardioversion mit 1–2 J/kgKG in Kurznarkose therapiert
- hämodynamisch stabile Tachykardien werden entweder gar nicht (nur Transport in Klinik unter Überwachung) oder mit an die Verdachtsdiagnose adaptieren Maßnahmen (s. u.) therapiert

Weitere Maßnahmen

Bei Verdacht auf supraventrikuläre Tachykardie/Tachyarrhythmie primäre Ursache behandeln:
- Fieber senken
- Volumen geben

Vagus-Manöver
1. Bauchpresse: tief einatmen, Luft anhalten, Zwerchfell nach unten drücken wie beim Stuhlgang und Pressen
2. kaltes Wasser: den Kopf plötzlich in eiskaltes (Eiswürfel!) Wasser untertauchen; weniger effektiv, aber auch möglich, ist ein kalter Waschlappen im Gesicht
3. eiskalte Getränke trinken
4. im Notfall kann auch ein Würgereiz/Erbrechen/Abdomendruck den Anfall stoppen

Medikamentöse Maßnahmen bei Tachykardien.

Indikation/Alter	Medikament	Dosierung	Beispiel 20 kgKG
supraventrikuläre Tachykardie	Adenosin (1 Amp Adrekar = 2 ml = 6 mg)	0,05–0,25 mg/kgKG i. v.	5 mg = 1,7 ml z. B.: • 1. Bolus ¼ Amp. Adrekar • 2. Bolus ½ Amp. Adrekar • 3. Bolus 1 Amp. Adrekar
• ventrikuläre Tachykardie • persistierendes Kammerflimmern/ Kammertachykardie nach 3 Defibrillationsversuchen und nach Adrenalingabe	Amiodaron (1 Amp Cordarex = 3 ml = 150 mg)	5 mg/kgKG	100 mg = 2 ml i. v. sehr langsam spritzen

Cave: strenge Indikationsstellung – kann nicht doch noch bis zur Klinik gewartet werden?

Bradykarde Herzrhythmusstörungen

Häufigkeit

Häufigste bradykarde Herzrhythmusstörungen beim Kind:
• Sinusbradykardie
• höhergradige AV-Blockierungen
• Sinusknotendysfunktion (Bradykardie-Tachykardie-Syndrom)

Symptome

• reduzierte Belastbarkeit bis zur manifesten Herzinsuffizienz
• Schwindel
• Synkopen in Ruhe oder unter Belastung
• Herzfrequenz unterhalb von 2 Standardabweichungen

Diagnostik

Monitor-EKG, evtl. 12-Kanal-EKG

Beispiele

Sinusbradykardie

Bei einer Herzfrequenz von < 60/min liegt definitionsgemäß eine Sinusbradykardie vor. Sie ist physiologisch bei Sportlern, gut Trainierten in Ruhe und im Schlaf durch erhöhten Vagotonus. Pathologisch ist sie bei Sauerstoffmangel, Pneumothorax, Hypovolämie, erhöhtem Hirndruck, Hypothyreose oder Intoxikation („PACED": **P**ropranolol, **A**lkohol, **C**lonidin/Kalziumkanalblocker, **E**605, **D**igoxin/Drogen).

> In der Notfallsituation muss bei einer Bradykardie vor allem eine ursächliche Hypoxie sicher ausgeschlossen werden (z. B. durch nochmalige Kontrolle der Tubuslage!).

EKG-Merkmale sind:
- normale P-Wellen
- normaler P-Q-Abstand
- unauffällige, nicht verbreiterte QRS-Komplexe

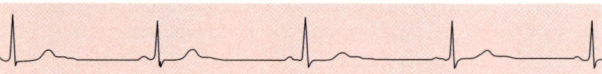

(aus Horacek, Der EKG-Trainer, 2. Aufl., 2007, Thieme, S. 377)

AV-Blockierungen

Unter einem AV-Block versteht man eine permanente oder vorübergehende Störung der atrioventrikulären Überleitung. Die Störung kann im AV-Knoten selbst, im His-Bündel oder in den Faszikeln lokalisiert sein.

AV-Block Grad I

Beim AV-Block 1. Grades besteht nur eine verzögerte Überleitung. EKG-Merkmale sind:
- jeder Vorhofimpuls wird auf die Ventrikel übergeleitet, wobei die PQ-Zeit aber verlängert ist (bei Normfrequenz > 0,20 s)
- in der Regel unverändert schmale QRS-Komplexe

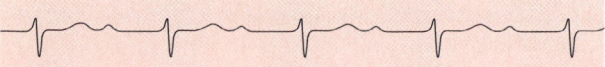

(aus Horacek, Der EKG-Trainer, 2. Aufl., 2007, Thieme, S. 397)

AV-Block Grad II

Es werden intermittierend (meist in einem regelmäßigen Verhältnis, z. B. 2 : 1, 3 : 1) nicht alle P-Wellen übergeleitet.

Beim häufigeren Typ 1 (Wenckebach) kommt es zu einer zunehmenden Verlängerung der PQ-Dauer mit letztlich blockierter Überleitung einer P-Welle. Die PQ-Dauer ist in der Regel am kürzesten nach einer blockierten Überleitung und nimmt dann im Laufe der nächsten Aktionen wieder zu bis zur nächsten Blockierung.

Beim Typ 2 (Mobitz) ist die PQ-Dauer – bis auf den intermittierenden totalen AV-Block (meist in regelmäßigen Abständen 2 : 1 oder 3 : 1) mit dem Ausfall einer Kammeraktion – normal.

AV-Block Grad III (totaler AV-Block)

Ein AV-Block 3. Grades liegt vor, wenn phasenweise oder permanent keine Vorhofaktionen auf die Kammern übergeleitet werden; die Vorhöfe und Ventrikel werden durch unabhängige Schrittmacher kontrolliert. EKG-Merkmale sind:
- Vorhöfe und Kammern schlagen unabhängig voneinander.
- Je nachdem, wo das Ersatzzentrum für den Ventrikelschrittmacher sitzt, können die Kammerkomplexe schmal oder schenkelblockartig breit aussehen.

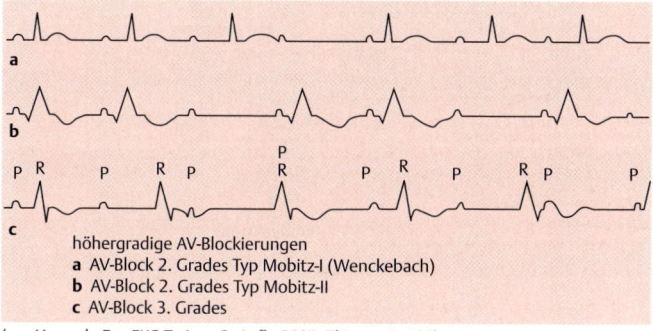

höhergradige AV-Blockierungen
a AV-Block 2. Grades Typ Mobitz-I (Wenckebach)
b AV-Block 2. Grades Typ Mobitz-II
c AV-Block 3. Grades

(aus Horacek, Der EKG-Trainer, 2. Aufl., 2007, Thieme, S. 400)

Therapeutische Maßnahmen

Indikationen

Eine Therapie ist nur bei Kindern mit symptomatischen und potenziell gefährlichen bradykarden Herzrhythmusstörungen indiziert.

Vorgehen

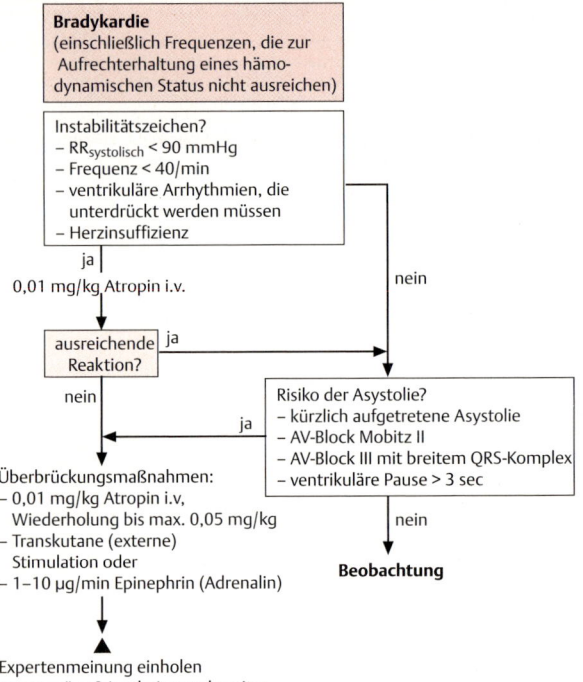

Bradykardie
(einschließlich Frequenzen, die zur
Aufrechterhaltung eines hämodynamischen Status nicht ausreichen)

Instabilitätszeichen?
– $RR_{systolisch}$ < 90 mmHg
– Frequenz < 40/min
– ventrikuläre Arrhythmien, die
  unterdrückt werden müssen
– Herzinsuffizienz

ja

0,01 mg/kg Atropin i.v.

nein

ausreichende
Reaktion?   ja

nein

Risiko der Asystolie?
– kürzlich aufgetretene Asystolie
– AV-Block Mobitz II
– AV-Block III mit breitem QRS-Komplex
– ventrikuläre Pause > 3 sec

ja

Überbrückungsmaßnahmen:
– 0,01 mg/kg Atropin i.v,
  Wiederholung bis max. 0,05 mg/kg
– Transkutane (externe)
  Stimulation oder
– 1–10 µg/min Epinephrin (Adrenalin)

nein

Beobachtung

Expertenmeinung einholen
transvenöse Stimulation vorbereiten

(nach ERC-Guidelines 2005; www.erc.edu)

4.14 Hitzeschäden

Definition

Durch abnorme Wärmeexposition (z.B. hohe Umgebungstemperaturen, direkte
Sonneneinstrahlung, Behinderung der Wärmeabgabe durch unangemessene Kleidung)
hervorgerufene Regulationsstörung in Form von Wärmestau und Dehydratation.

Kinder sind aufgrund ihres ungünstigen Oberfläche-Gewicht-Verhältnisses besonders gefährdet, da die Umgebungstemperatur stärker auf sie einwirkt, sie eine größere relative Wärmeproduktion haben und sie erst bei höheren Temperaturen anfangen zu schwitzen.

Symptome

Hitzeohnmacht
- Vorboten: Übelkeit, Schwindel, Benommenheit, Versagen der Kreislaufregulierung, Ohnmacht, Hypotonie, Schocksymptomatik
- feuchtwarme, gerötete Haut
- möglicherweise mäßige Steigerung der Körperkerntemperatur

Hitzeerschöpfung
- Vorboten: Abgeschlagenheit, Erschöpfung, Benommenheit, Kopfschmerzen, Durst
- anfangs warme, später blasse, kaltschweißige Haut
- Körpertemperatur normal oder erhöht
- Tachykardie, evtl. Hypotonie
- Erregung, Verwirrtheit, delirante Erscheinungen

Hitzekrämpfe
- schmerzhafte Muskelzuckungen und Muskelkrämpfe
- normale Körpertemperatur
- Schwäche, Kopfschmerzen, Übelkeit

Hitzschlag
- Kopfschmerzen, Schwindel, Erbrechen
- Atmung stark beschleunigt (Tachypnoe)
- Tachykardie
- Blutdruck anfangs normal, später erniedrigt
- Haut zunächst rot, trocken und heiß, später grau, zyanotisch
- zerebrale Krämpfe, Reflexe deutlich gesteigert
- evtl. Schockzustand, Koma
- Körpertemperatur stark erhöht (> 40 °C)
- Letalität 30 %!

Sonnenstich

 Die Symptomatik tritt oft mit zeitlicher Verzögerung zur Sonnenexposition auf.

- Gesichts- und Kopfhaut heiß und hochrot
- Abgeschlagenheit, Kopfschmerzen, Schwindel
- Unruhe, Brechreiz
- Nackensteifigkeit
- in schweren Fällen zerebrale Krämpfe, Bewusstlosigkeit

Synopsis Hitzeschäden.

Parameter	Hitze-ohnmacht	Hitze-erschöpfung	Hitze-krämpfe	Hitzschlag	Sonnen-stich
Haut	feucht-warm, gerötet	warm, später blass, kalt-schweißig	unauffällig	rot, trocken und heiß, später grau, zyanotisch	heiß und hochrot (Gesicht und Kopf)
Körper-temperatur	evtl. mäßig erhöht	normal oder erhöht	normal	stark erhöht (> 40 °C)	normal oder er-höht
Kreislauf	Hypotonie, Schock-sympto-matik	Tachykardie, evtl. Hypotonie	normal	Tachy-kardie, evtl. Schock-zustand	
Kopf-schmerzen	–	+	–	+	+ (evtl. zusätzlicher Meningis-mus)
ZNS	Schwindel, Benom-menheit	Erregung, Verwirrtheit, delirante Erschei-nungen	normal	zerebrale Krämpfe, Reflexe deutlich gesteigert	Schwindel, Unruhe, in schweren Fällen zerebrale Krämpfe, Bewusst-losigkeit
Sonstiges			Muskel-zuckungen/-krämpfe	Übelkeit, Brechreiz	Übelkeit, Brechreiz

DD Hitzeschäden

- Intoxikation mit Sympathikomimetika, Anticholinergika, Neuroleptika (am häufigs-ten: SSRI-Intoxikation, Ecstasy-Konsum)
- maligne Hyperthermie (Narkosegase, Succinylcholin, s. S. 221)
- Serotonin-Syndrom
- akute Entzugssyndrome

Therapeutische Maßnahmen bei Hitzeschäden

Basismaßnahmen bei Hitzeschäden.

Maßnahme	Details	
Lagerung	Flachlagerung an einem kühlen Ort, evtl. Anheben der Beine	
Kleidung	Öffnen bzw. Entfernen beengender Kleidungsstücke	
Volumen-substitution	• falls möglich, orale Zufuhr von Elektrolyt-limonade, gesalzene Getränke (1 Teelöffel Salz auf 1 l Flüssigkeit) • venöser Zugang in schweren Fällen	20 ml/kgKG NaCl 0,9 %/Ringer-Laktat bei Schockzeichen
weitere Maßnahmen	• äußere Kühlung durch Besprühen mit kaltem Wasser, kalte Umschläge, Abreiben mit Eisstücken • falls möglich, gleichzeitiges Abkühlen der Haut z. B. durch Luftzufächeln, Ventilator	

Medikamentöse Maßnahmen beim Hitzschlag/Sonnenstich.

Indikation	Medikament	Dosierung	Beispiel 20 kgKG
Schocktherapie – in erster Linie durch Volumen-substitution	kristalloide Lösung	20 ml/kgKG NaCl 0,9 %/Ringer-Laktat	400 ml i. v./i. o.
antikonvulsive Therapie bei zerebralen Krampfanfällen	Diazepam	0,2 mg/kgKG	4 mg i. v.
	oder		oder
	Midazolam	0,1 mg/kgKG	2 mg Dormicum V i. v.

4.15 Hodentorsion

Durch kleinere Traumen kommt es zu einer Drehung des Hodens mit der Folge akuter Durchblutungsstörungen und schlimmster Schmerzen („als hätte eine Ratte reingebissen"). Betroffen sind Säuglinge und Jugendliche. Normalerweise drehen sich die Hoden „nach medial", meistens um 720° („2 × rum"), d. h. der linke im Uhrzeigersinn, der rechte entgegen dem Uhrzeigersinn.

Symptome

- perakuter – einseitiger Hodenschmerz – Übelkeit/Erbrechen – kein Kremasterreflex
- Hoden deutlich höher stehend
- teilweise auch Bauchschmerz

Differenzialdiagnostisch an Leistenhernie denken: Schmerz ↑ bei Bauchpresse → Versuch der vorsichtigen Reposition; auch eine Orchitis/Epididymitis oder ein Trauma sind möglich.

Therapeutische Maßnahmen

- Derotationsversuch nach **lateral** (wie „Buch aufschlagen", initial Schmerz ↑, dann rasch Schmerz ↓, 50 % Erfolg)
- rasch in urologische Abteilung bringen
- Schmerztherapie (S. 52ff.)

4.16 Hyperventilationstetanie (Hyperventilationssyndrom)

Definition und Ursachen

Das in der Regel durch seelische Ursachen ausgelöste Hyperventilationssyndrom bedeutet eine erhebliche Steigerung der Atemtätigkeit, in erster Linie über eine Erhöhung der Atemfrequenz. Durch die gesteigerte Atemtätigkeit wird vermehrt CO_2 abgeatmet. Die entstehende respiratorische Alkalose bewirkt eine vermehrte Ausschleusung von H^+-Ionen aus den Zellen. Im Gegenzug werden dafür vermehrt Ca^{2+}-Ionen gebunden, es kommt zu einem Mangel an freiem Ca^{2+}. Diese relative Hypokalzämie löst dann die typischen Symptome des Hyperventilationssyndroms aus.

 Es sind bevorzugt jüngere Frauen betroffen.

Symptome

- Atemnot trotz schneller Atmung, Erstickungsgefühl
- Erregungszustand, Angst
- Kribbeln in Händen und Füßen
- „Pfötchenstellung" der Hände
- „Karpfenmund"
- Blässe, Schwitzen
- Tachykardie

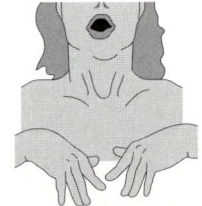

Keine Zyanose! Normaler Blutdruck!

Therapeutische Maßnahmen

Basismaßnahmen bei Hyperventilationstetanie.

Maßnahme	Details	
Lagerung	Oberkörper hoch	
Atmung	• Aufforderung zum langsamen Atmen • Rückatmung mit Plastiktüte	

Medikamentöse Maßnahmen bei Hyperventilationstetanie.

Indikation	Medikament	Dosierung	Beispiel 20 kgKG
evtl. vorsichtige Sedierung	Midazolam	0,1 mg/kgKG	2 mg Dormicum i. v.
	oder		oder
	Diazepam	0,2 mg/kgKG	4 mg Valium i. v.

Medikamentöse Maßnahmen sind oft nicht erforderlich bei konsequenter Durchführung der Basismaßnahmen.

4.17 Krampfanfall

Im Kindesalter kann ein Krampfanfall ein Krankheitszeichen bei Fieber, Flüssigkeitsmangel, entzündlicher Erkrankung (Meningitis, Enzephalitis), Vergiftung, Stoffwechselstörung, Trauma oder idiopathischer Epilepsie sein.

Die häufigste Form ist der *Fieberkrampf*, der in der Regel als tonisch-klonischer Krampf abläuft.

Die entscheidenden Hinweise auf die Krampfursache sind in erster Linie über die Fremd-anamnese zu erhalten.

Symptome

- tonisch-klonische Krämpfe
- Mydriasis
- Zungenbiss
- Einnässen
- evtl. Schaum vor dem Mund
- Bewusstlosigkeit, Terminalschlaf
- evtl. Infektzeichen, hohes Fieber

> ### Fieberkrampf
>
> Um diese harmlose Diagnose stellen zu dürfen, müssen **alle folgenden Kriterien** erfüllt sein:
> - febriles Kleinkind 1–5 Jahre
> - keine schwerwiegenden Vorerkrankungen, bislang höchstens 2 Fieberkrämpfe gehabt
> - generalisiert tonisch-klonischer Anfall < 10 min
> - nach kurzem Dämmern gesund, keine Serie!

Therapeutische Maßnahmen

Basismaßnahmen bei Krampfanfall.

Maßnahme	Details	
Lagerung	• Vermeidung von Selbstverletzung • bei Bewusstseinsstörung: stabile Seitenlagerung	
Sauerstoff	ggf. Beatmung über Maske	2–4 l O$_2$/min
weitere Maßnahmen	• Atemwege frei machen/frei halten • Blutzuckerbestimmung (Ausschluss Hypoglykämie)	

> Bei fokalen Anfällen und einem einzelnen Grand-mal-Anfall ist keine weitere spe-zifische Therapie erforderlich. In allen anderen Fällen venöser Zugang.

Medikamentöse Maßnahmen bei Krampfanfall.

Indikation	Medikament	Dosierung	Beispiel 20 kgKG
Krampfdurchbrechung	Diazepam rektal 0,2–0,5 mg/kgKG	▪ Säugling: 5–10 mg ▪ Kleinkind: 10–20 mg	Diazepam Desitin rectal tube 5 g/10 mg ▪ Säugling: 1 rectal tube 5 mg ▪ Kleinkind (> 15 kgKG): 1 rectal tube 10 mg
	oder		oder
	Diazepam i. v.	▪ Säugling: 1–2 mg ▪ Kleinkind: 2–5 mg	Valium i. v. (1 Amp = 10 mg) ▪ Säugling: ⅕ Amp. ▪ Kleinkind: ⅕–½ Amp.
	oder		oder
	Midazolam	0,1 mg/kgKG i. v.	Dormicum V 5 mg/5 ml i. v. ▪ Säugling ⅕–½ Amp. ▪ Kleinkind ⅖–1 Amp.
	Midazolam nasal	0,2 mg/kgKG nasal oder buccal	Dormicum 5 mg/1 ml nasal/buccal ▪ 1 Amp. = 1 ml = 5 mg ▪ Säugling ⅕–½ Amp. ▪ Kleinkind ⅖–1 Amp.
	wenn Diazepam/Midazolam unzureichend/kein Zugang		
	Lorazepam s. l.	0,05 mg/kgKG	Tavor expidet ▪ 15–50 kgKG: Tavor expidet 1 mg Plättchen ▪ > 50 kgKG: Tavor expidet 2,5 mg Plättchen
	oder		oder
	Clonazepam	0,01–0,05 mg/kgKG i. v.	Rivotril i. v. ▪ 1 Amp. = 1 ml = 1 mg + 1 ml Verdünnungsmittel = 2 ml fertige Lösung ▪ 0,5–1–2 ml i. v.

Indikation	Medikament	Dosierung	Beispiel 20 kgKG
nur bei persistierendem Status epilepticus und nur unter Intubationsbereitschaft Barbiturate (**Cave:** Atemdepression und Blutdruckabfall)	Phenobarbital	3–4 mg/kgKG i. v.	Luminal i. v. • 1 Amp. = 1 ml = 200 mg • ¼–½ Amp. i. v.
	oder		oder
	Thiopental	2–5 mg/kgKG i. v.	Trapanal i. v. • 1 Fl. = 500 mg zu lösen in 10 ml Aqua dest., dann ist 1 ml = 50 mg • 1 ml i. v.
bei Fieber	Paracetamol	20 mg/kgKG	ben-u-ron Supp. • Säugling: 1 Supp. 125 mg • Kleinkind: 1 Supp. 250 mg • Kind: 1 Supp. 500 mg

Die meisten Beatmungen bei Krampfanfällen sind durch eine zu hohe Initialmedikation provoziert, und auch die häufigste Todesursache beim Status epilepticus ist iatrogen bedingt, nämlich eine Medikamentenüberdosierung!

4.18 Meningitis

Definition

Die gefährlichste Entzündung der Hirnhäute ist die bakterielle Meningitis. Die bei Kindern häufigsten Erreger – Pneumo- und Meningokokken – sind durch die zur Verfügung stehenden Impfungen seltener geworden. Bei Säuglingen (z. B. E. coli) und Kindern nach neurochirurgischem Eingriff (Staphylococcus aureus) finden sich häufig andere Keime.

Pathophysiologie

Die größte Gefahr geht bei Kindern vom septischen Schock aus, der sich dramatisch rasch entwickeln kann (sog. Waterhouse-Friderichsen-Syndrom), daneben kann es zu schweren Hirnschäden kommen.

Symptome

- ältere Kinder
  - Kopfschmerz, Erbrechen
  - Nackensteifigkeit (erst ab 2 Jahre)
  - Photophobie
  - Vigilanzminderung bis hin zur Bewusstlosigkeit, Krampfanfälle
  - Zeichen eines septischen Schocks: Tachykardie, Hypotonie, Tachypnoe, Fieber
  - **Kernig-Zeichen:** bei gebeugter Hüfte kann das Knie nicht gestreckt (bzw. bei gestrecktem Knie die Hüfte nicht gebeugt) werden → Rückenschmerz
  - **Brudzinski-Zeichen:** Nacken beugen → Kind beugt Beine
- Säuglinge: schwierige Diagnose!
  - Ausschläge (Petechien, initial nicht wegdrückbare kleine rote Flecken), Photophobie
  - Vigilanzminderung, vorgewölbte Fontanelle
  - neu aufgetretenes schrilles Schreien, Erbrechen
  - Kopfschmerz (Signum malum): frühmorgens oder nachts

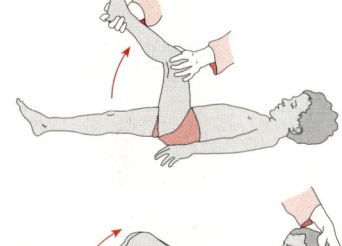
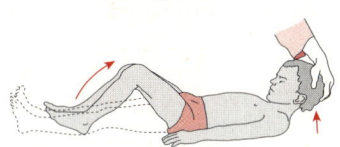

Therapeutische Maßnahmen

Basismaßnahmen bei Meningitis.

Maßnahme	Details	
Lagerung	bei Bewusstseinsstörung: stabile Seitenlagerung	
Sauerstoff	ggf. Beatmung über Maske	2–4 l O₂/min
weitere Maßnahmen	• Atemwege frei machen/frei halten • Temperaturmessung • Blutzuckerbestimmung (Ausschluss Hypoglykämie) • bei GCS ≤ 8 Intubation	

Medikamentöse Maßnahmen bei Meningitis.

Indikation	Medikament	Dosierung	Beispiel
Volumen-substitution	kristalloide Lösung	20 ml/kgKG i. v. ggf. wiederholen (hoher Volumenbedarf)	20 ml/kgKG Ringer-Laktat i. v.
Krampf-durch-brechung	Midazolam	0,1 mg/kgKG i. v.	Dormicum V 5 mg/5 ml i. v. ▪ Säugling ⅓ Amp. ▪ Kleinkind ⅔–1 Amp.
	Midazolam nasal	0,2 mg/kgKG nasal oder buccal Dormicum 15 mg/3 ml verwenden!	Dormicum 5 mg/1 ml nasal/buccal ▪ 1 Amp. = 1 ml = 5 mg ▪ Säugling ⅓ Amp. ▪ Kleinkind ½–1 Amp.
bei Fieber	Paracetamol	20 mg/kgKG rektal	ben-u-ron Supp. ▪ Säugling: 1 Supp. 125 mg ▪ Kleinkind: 1 Supp. 250 mg ▪ Kind: 1 Supp. 500 mg
Antibiotika	Verdacht auf bakterielle Meningitis: Cefotaxim	200 mg/kgKG/d (verteilt auf 2 Dosen)	20 kgKG: 1. Dosis = 2000 mg i. v. (1 Durchstechflasche à 2000 mg)
	Verdacht auf virale Meningitis: Aciclovir	30 mg/kgKG/d (verteilt auf 3 Dosen)	20 kgKG: 1. Dosis = 200 mg i. v. (1 Durchstechflasche = 250/ 500 mg)

 Die präklinische Anwendung von Antibiotika war in Untersuchungen einer erst klinischen Gabe nicht überlegen, wichtiger sind Atemwegssicherung und Kreislaufstabilisierung durch viel Volumen.

Weitere Maßnahmen
- Umgebungsprophylaxe von engen Kontaktpersonen!/Rettungsdienstteam?:
  – Erwachsene: Ciprofloxacin 500 mg einmalig rasch
  – Kinder Rifampicin 10 mg/kgKG (max. 600 mg)
- Meldung bereits im Verdachtsfall, Infektionsschutz (Maske/Haube/Handschuhe/Kittel)
- Voranmeldung Klinik

4.19 Plötzlicher Kindstod

Syn.: Sudden Infant Death Syndrom = SIDS

Definition

Plötzlicher Tod eines Säuglings oder eines Kleinkindes, der aufgrund der Vorgeschichte unerwartet ist und bei dem postmortal keine Todesursache gefunden wird. Betroffen sind ca. 2–3‰ aller Lebendgeborenen, 85 % im 1. Lebensjahr. Eine besondere Häufung findet sich im 2.–4. Lebensmonat.

Ursachen und Risikofaktoren

Todesursache ist vermutlich ein komplexes, multifaktorielles Geschehen, das letztlich über eine zentrale Atemregulationsstörung (seltener evtl. auch über eine obstruktive Atemwegsverlegung) zu Apnoe und Herzstillstand führt.

Unter dem Begriff „ALTE" (Apparent Live Threatening Event) versteht man eine vital bedrohliche Episode eines Säuglings, bei der das Kind scheinbar leblos aufgefunden wird und erst nach Stimulation von außen (z. B. Mund-zu-Mund-Beatmung oder Hochnehmen und kräftiges Klopfen) wieder Lebenszeichen von sich gibt. Kinder, die schon eine ALTE hinter sich haben, scheinen ein höheres Risiko für den plötzlichen Kindstod zu haben.

Risikofaktoren für den plötzlichen Kindstod.

Risikofaktor	Risikoerhöhung um den Faktor
Bettzeug über den Kopf ziehbar	21,6
viele vorausgegangene Schwangerschaften	14,4
Schlafen in Bauchlage	9
Mutter ohne Berufsausbildung	7,6
Rauchen der Mutter	7
Mutter < 20 Jahre	7
Flaschenernährung	4,5
Schlafen im Bett der Eltern	4,4
Drogeneinnahme der Eltern	4,3
Rauchen des Vaters	3,5

Bis heute lassen sich Risikokinder nicht sicher vorher identifizieren – SID ist ein „Schicksalsschlag ohne Schuldige".

Symptome

- Bewusstlosigkeit, Apnoe
- Zyanose, Marmorierung
- Kreislaufstillstand
- Pupillen: Mydriasis, evtl. Entrundung, Blickdeviation

Therapeutische Maßnahmen

- beim Fehlen sicherer Todeszeichen → „normale Reanimation"
  - Atemwege frei machen
  - 5-mal beatmen
  - 15 : 2 Herzdruckmassage/Beatmung (S. 11)
- sichere Todeszeichen vorhanden → keine Reanimation
- weiteres Vorgehen
  - nach ALTE: auch unauffällige Kinder stets mit in die Klinik nehmen
  - bei Kindstod: zunächst von einer ungeklärten Todesart ausgehen, Totenschein entsprechend ausfüllen und Polizei einschalten; Eltern über die Notwendigkeit der Sektion (Entlastung von Eigenschuldzuweisung!) aufklären und auf Selbsthilfegruppen hinweisen:
    Gesellschaft zur Erforschung des plötzlichen Säuglingstodes (GEPS, mittlerweile in 9 Bundesländer, Infos z. B. über GEPS, Bundesverband, Rheinstraße 26, 30519 Hannover, Tel. und Fax 0511/8386202, www.geps-online.de) oder
    „Verwaiste Eltern" (z. B. Bundesverband, Seelhorststraße 11, 30175 Hannover, Tel. 0511/3372726, Fax 0511/3372724, www.veid.de)

Besonderheiten notärztlichen Verhaltens beim Kindstod

- Nicht nur beim Erwachsenen, sondern auch beim Kind ist es sinnlos, beim Vorhandensein sicherer Todeszeichen (Totenstarre und/oder Leichenflecken) eine Reanimation zu beginnen.
- Wenn man sich sicher fühlt, ist es vorteilhaft, Eltern bei Reanimationsmaßnahmen nicht auszugrenzen – dies erleichtert die Trauerarbeit.
- Ist man unsicher → Angehörige rausschicken (als Trauerreaktion können evtl. Vorwürfe folgen, wenn die „Intubation unendlich lange gedauert hat" oder „die Infusion nicht geklappt hat").
- Stets „unklare Todesursache" angeben und Polizei informieren. Bei 10 % der SID-Verdachtsfälle konnten im Nachhinein Misshandlungen entdeckt werden.
- Den Angehörigen sollte anschließend ermöglicht werden, in Ruhe Abschied zu nehmen, deshalb evtl. Polizei nicht sofort verständigen.
- Eltern in klaren, eindeutigen Worten aufklären, auch über die Unumgänglichkeit polizeilicher Ermittlungen bzw. einer Sektion.
- Selbstvorwürfe durchbrechen: SID ist ein „Schicksalsschlag ohne Schuldige"!
- hilfreiche Selbsthilfegruppen: www.GEPS-online.de, www.veid.de

Mitteilung schlechter Nachrichten durch den Notarzt:
- Sag die schlechte Nachricht, dann halte inne und höre zu (Überbringer schlechter Nachrichten sprechen meist zu viel)!
- Bleib bei der Wahrheit, beschwichtige nicht, keine langen Trostreden, keine Floskeln!
- Sage nie (nie!!!): „Sie sind doch noch so jung, Sie können doch noch ein Kind bekommen."
- Sage das Wort „Tod" – mache niemals Vorwürfe – organisiere Notfallseelsorge!
- Teile schlechte Nachrichten niemals am Telefon mit (schicke ggf. die Polizei oder den Notfallseelsorger oder fahre selbst hin)!
- „Je schlechter die Nachricht, desto eher teile sie mit".
- Sedierende Medikamente behindern die Trauerarbeit, sie haben nur eine Indikation bei schwerst herzkranken Trauernden.
- Hinterher stets Teambesprechung, Angebot der Krisenintervention an alle, bei einem Kindertodesfall sind nicht nur die Eltern traumatisiert.
- Kommunikation kann man trainieren, aber: selbst die beste Gesprächstechnik ändert nichts an der schlechten Nachricht.
- Der Tod eines Kindes ist für Eltern besonders traumatisch – egal wie alt das „Kind" ist.

4.20 Psychiatrische Notfälle

Bei Kindern kommen am häufigsten Suchtmittelabusus, neurotische, depressive und Angststörungen vor. Grundsätzlich soll eine ruhige und ungestörte Atmosphäre geschaffen werden.

Der Notarzt kann psychiatrische Probleme nicht lösen, stets sollte die stationäre Aufnahme angestrebt werden. Hinter jeder psychischen Störung kann sich auch eine Misshandlung verbergen.

Delir/akute Verwirrung

Ursachen

Schock, BZ ↓, Hypoxie, Intoxikation, Sepsis, Schädel-Hirn-Trauma, Meningitis, Epilepsie, Drogen

Symptome

- Störung der Aufmerksamkeit
- wechselnde Wachheit
- kognitive Defizite (Sprache, Orientierung, Erinnerung)
- Halluzinationen
- emotionale Labilität, Angst

Therapeutische Maßnahmen

- auslösende Ursache therapieren
- nur bei erheblicher Agitation Medikamente!

Medikamentöse Maßnahmen bei Delir/akuter Verwirrung.

Indikation	Medikament	Dosierung	Beispiel 20 kgKG
Sedierung	Midazolam	0,1 mg/kgKG i. v.	2 mg i. v.
	notfalls nasal (0,2 mg/kgKG) oder rektal (0,5 mg/kgKG)		• 4 mg nasal • 10 mg rektal
	Cave: paradoxe Reaktionen möglich		
	oder		oder
	Haloperidol	50 µg/kgKG	1 mg = 0,2 ml
	NW: extrapyramidal-motorische Störungen, z. B. Schlundkrämpfe		
	oder		oder
	Lorazepam	1–2,5 mg p. o. (ab 15 kg)	1 Tbl. Tavor 1 mg expidet (> 50 kgKG: 1 Tbl. Tavor expidet 2,5 mg)

> **!** Zwangsmaßnahmen nur wenn unausweichlich (akute Eigen- oder Fremdgefährdung).

Halluzinationen

Unter Halluzinationen versteht man Sinneswahrnehmungen ohne Realitätsbezug (Psychosezeichen: Stimme von Fremden wird gehört, Angst auslösend, Kind antwortet auf Stimmen oder nimmt Befehle entgegen). Mögliche Ursachen sind Delir, Epilepsie, Migräne, Psychose, PTSD.
Therapie: s. Delir, s. o.

Suizidhandlungen

Suizidhandlungen mit schweren Körperschäden fordern vom Notarzt primär somatische Versorgungsstrategien. Er steht bei Kindern in der Behandlungspflicht, eine Therapieverweigerung in dieser Situation bei Minderjährigen kann grundsätzlich nicht als „freies Selbstbestimmungsrecht" akzeptiert werden.

Häufigkeit und Todesursachen

Täglich versterben 3 Kinder und Jugendliche durch Suizid, Suizidhandlungen kommen mit dem sich entwickelnden Todesverständnis etwa ab dem Schulkindalter vor. Rechtsmedizinisch finden sich vor allem Erhängen, Sturz aus großer Höhe und Überfahren durch Schienenfahrzeuge.

Motive

> Hauptmotiv sind die Furcht vor Bestrafung oder unangenehmen Situationen, 80 % kündigten den Suizid an, 85 % hatten bereits vormals Suizidversuche.

Risiko ↑:
- umfangreiche Planungshandlungen und Vertuschungsversuche
- Psychose, Substanzabusus, Alkoholismus
- Hoffnungslosigkeit, Gewalterfahrung, sexuelle Übergriffe
- männliches Geschlecht und Wahl eines gefährlichen Suizidmittels

Vorgehen

Jede (auch harmlose) Suizidhandlung muss zur stationären Einweisung führen, dem Notarzt steht hier die Anordnung von Zwangsmaßnahmen zu („akute Eigengefährdung aufgrund einer nicht auszuschließenden Geistesstörung"). Mit Eintreffen beim Patienten übernimmt der Notarzt die Garantenstellung, läuft der Suizident weg, haftet der Notarzt zivil- und strafrechtlich (Körperverletzung mit Todesfolge). Bei schwer kontrollierbaren Jugendlichen empfiehlt sich daher der Polizeinotruf (damit hat man die Sicherungsverantwortung schon einmal übertragen …). Die gesetzlichen Grundlagen und Vorgehensweisen sind im Landesrecht geregelt, insofern in jedem Bundesland verschieden.

Grundzüge im Umgang:
- Hinsetzen, ruhige Atmosphäre zum Gespräch, freundlich neutrale Grundhaltung
- Akzeptieren des Patienten
- offenes Ansprechen von Suizidgedanken und -handlungen
- konkretes Vorgehen für die nächsten Minuten/Stunden festlegen: stationäre Einweisung

Wichtigste Differenzialdiagnose: Selbstbeschädigung.

Selbstbeschädigung

- Vor allem bei Mädchen, Coping-Strategie: „Du schneidest nicht, um zu sterben, sondern um den Schmerz zu lindern, den das Leben bringt".
- 50 % der „Cutter" haben eine Anamnese mit sexuellem Missbrauch.
- Sie vermeiden eher die Klinikaufnahme wegen „schlechter Erfahrungen".
- Einweisung anstreben, nicht zuletzt zur Wundversorgung (Garantenposition des NA)

Aggression, Gewalttätigkeit

Vorgehen

- Eigenschutz: andere (Geschwisterkinder …) entfernen, nicht alleine mit dem Patienten bleiben, weitere Hilfe nötig? Fluchtweg? Mögliche Waffen?
- ruhige Gesprächsatmosphäre, talk down, dauernden Augenkontakt vermeiden, nach den Wünschen fragen, eigene Gefühle kontrollieren
- wenn Zwangsmaßnahmen notwendig, vergewissern, dass genügend Kräfte vor Ort sind (Polizei? Jede Extremität ein Helfer +1. **Cave:** Hände weit genug vom Mund weg!)
- Notfallsedierung

Medikamentöse Maßnahmen bei Aggression, Gewalttätigkeit.

Indikation	Medikament	Dosierung	Beispiel 20 kgKG
Sedierung	Haloperidol	0,05 mg/kgKG	1 mg = 0,2 ml
	oder		oder
	Midazolam	0,1 mg/kgKG	2 mg

Bei akuter Fremdgefährdung muss die Zwangseinweisung angeordnet werden (Vorgehen unterschiedlich in den Bundesländern, zumeist Polizei hinzuzuziehen).

Anorexia nervosa

Absichtlicher Gewichtsverlust bei falscher Körperwahrnehmung, teils mit selbst ausgelöstem Erbrechen (Bulimie).
Stationäre Einweisung bei folgenden „red flags" dringlich:
- erhebliche Bradykardie, Herzrhythmusstörungen oder Hypotonie
- Dehydratation
- Hypothermie
- Muskelschwäche

4.21 Schock

Definition

Lebensbedrohliche Verminderung der Organdurchblutung (Hypoperfusion) mit nachfolgender hypoxisch-metabolischer Schädigung der Zellfunktion.

Ursachen

- kardiogen (Rhythmusstörungen, Vitien)

- hypovolämisch (Flüssigkeits- oder Blutverlust: „Diarrhö oder Trauma")
- distributiv (initial „warmer Schock": Anaphylaxie, neurogen, septisch)
- obstruktiv (Lungenembolie, Perikardtamponade, Spannungspneumothorax)

Neugeborene und Säuglinge sind in erster Linie von Volumenverlusten bedroht und können ihr Herzzeitvolumen fast ausschließlich durch die Herzfrequenz erhöhen.

Symptome

- „kalter Schock"
  - Zentralisation → Rekapillarisierungszeit bei Druck auf den Fingernagel >> 2 s ist erstes Alarmzeichen! Kalte Extremitäten (markiere Kalt-warm-Grenze mit Kuli)!
  - Tachykardie
  - Tachypnoe
  - Agitation, Verwirrung
  - später: Vigilanzminderung, Koma, RR ↓ (**Cave:** präterminales Zeichen), Atemversagen (**Cave:** präterminales Zeichen)
- „warmer Schock"
  bei Sepsis, Anaphylaxie oder neurogenem Schock versagt die Vasokonstriktion → keine Zentralisation

Bei Kindern ist ein niedriger Blutdruckwert – im Gegensatz zur Erwachsenenmedizin – ein untaugliches Spätzeichen.

Grenzwerte des systolischen Blutdrucks.

Alter	Blutdruck	Herzfrequenz
Neugeborene	50 mmHg	100–150/min
Säuglinge	70 mmHg	90–170/min
< 10 Jahre	80 mmHg	65–140/min
> 10 Jahre	90 mmHg	60–120/min

Therapeutische Maßnahmen

Basismaßnahmen bei Schock.

Maßnahme	Details	
Lagerung	Schocklage, stabile Seiten-lage oder Kombination	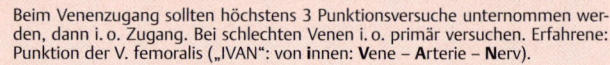
Atemwegs-sicherung und Sauerstoff	über Nasensonde/Maske	2–4 l O$_2$/min
Infusion	venöser Zugang (möglichst großlumig)	• stets Vollelektrolytlösung (z. B. NaCl 0,9 %, Ringerlösung, Ringer-Malat!!!), später Kolloide • bei Volumenmangel 20 ml/kgKG

> **!** Beim Venenzugang sollten höchstens 3 Punktionsversuche unternommen wer-den, dann i. o. Zugang. Bei schlechten Venen i. o. primär versuchen. Erfahrene: Punktion der V. femoralis („IVAN": von **i**nnen: **V**ene – **A**rterie – **N**erv).

Bei Hinweisen auf kardiogenen Schock oder erhöhten Hirndruck (Gestaute Halsvenen? Hepatomegalie? Pupillendifferenz? Gespannte Fontanelle?) keine Volumengabe!
Weitere Maßnahmen bei Schock
- Wärmeerhalt („cold can kill")
  Kältezittern kann den Sauerstoffverbrauch um 500 % steigern!
- ggf. Blutstillung
- ständige Kontrolle von Puls und Blutdruck
- weitere Maßnahmen in Abhängigkeit von der Schockursache
  – Hinweise auf Diabetes mellitus → Ketoazidose → Volumenmangel?
  – Hinweise auf Trauma → Milzruptur → Entblutungsschock?
  – Hinweise auf Intoxikation, z. B. Antihypertensiva, Trizyklika → Volumengabe?
  – Fieber → Sepsis?
  – Hautausschlag, Petechien → Meningitis?

Cave: Narkoseeinleitung führt zu Vasodilatation und möglicher Dekompensation → möglichst mit S-Ketamin (2 mg/kgKG) einleiten, gefolgt von rascher Volumengabe.

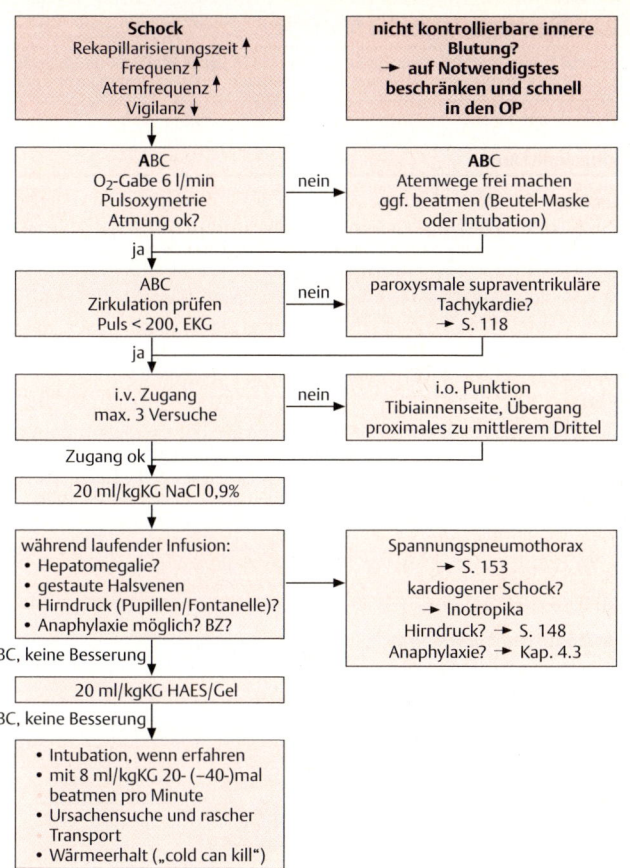

Schock
Rekapillarisierungszeit ↑
Frequenz ↑
Atemfrequenz ↑
Vigilanz ↓

**nicht kontrollierbare innere
Blutung?
➔ auf Notwendigstes
beschränken und schnell
in den OP**

ABC
O_2-Gabe 6 l/min
Pulsoxymetrie
Atmung ok?

nein

ABC
Atemwege frei machen
ggf. beatmen (Beutel-Maske
oder Intubation)

ja

ABC
Zirkulation prüfen
Puls < 200, EKG

nein

paroxysmale supraventrikuläre
Tachykardie?
➔ S. 118

ja

i.v. Zugang
max. 3 Versuche

nein

i.o. Punktion
Tibiainnenseite, Übergang
proximales zu mittlerem Drittel

Zugang ok

20 ml/kgKG NaCl 0,9%

während laufender Infusion:
• Hepatomegalie?
• gestaute Halsvenen
• Hirndruck (Pupillen/Fontanelle)?
• Anaphylaxie möglich? BZ?

Spannungspneumothorax
➔ S. 153
kardiogener Schock?
➔ Inotropika
Hirndruck? ➔ S. 148
Anaphylaxie ➔ Kap. 4.3

ABC, keine Besserung

20 ml/kgKG HAES/Gel

ABC, keine Besserung

• Intubation, wenn erfahren
• mit 8 ml/kgKG 20- (–40-)mal
  beatmen pro Minute
• Ursachensuche und rascher
  Transport
• Wärmeerhalt („cold can kill")

4.22 Traumatologische Notfälle

Nahezu 50 % aller Todesursachen im Kindesalter (1–14 Jahre) sind auf Unfälle zurückzuführen. 70 % der tödlichen Unfälle sind Verkehrsunfälle (Fußgänger, Radfahrer, Beifahrer im Auto). Eine Unfallhäufung findet sich besonders in der Altersklasse der 2- bis 5-Jährigen sowie der 11- bis 14-Jährigen.

Abdominaltrauma

Ursachen

Vor allem bei Autounfall oder Fahrradsturz kann es zu Verletzungen von Leber/Milz mit Blutungen oder von Pankreas und Darm mit Peritonitis kommen.

> Sicherheitsgurte können zu schweren Abdominalverletzungen führen (häufigster Grund für Darmperforationen).

Symptome

- Schock
- Darmgeräusche ↓
- Abwehrspannung
- Schmerz
- Prellmarken (jede Prellmarke muss als ernstes Zeichen gesehen werden!)
- **Cave:** zweizeitige Verläufe (z. B. Milzruptur)

> Jedes traumatisierte Kind im Schock ohne erkennbare Ursache hat ein Abdominaltrauma bis zum Beweis des Gegenteils → schnellste Versorgung und ab in die Klinik – das Kind braucht keinen beeindruckenden Notarzt, sondern einen Chirurgen!

Therapeutische Maßnahmen

Nur das Notwendigste ohne Zeitverzug durchführen.

Basismaßnahmen beim Abdominaltrauma.

Maßnahme	Details	
Lagerung	• Rückenlage mit angezogenen Knien (Knierolle) und Kopfpolster zur Entspannung der Bauchdecke • bei gestörter Bewusstseinslage: stabile Seitenlage	
Beatmung, Sauerstoff	• Atemwege frei machen/frei halten • Sauerstoffgabe	4–8 l O$_2$/min

| Infusion | NaCl oder Ringer-Laktat | 20 kgKG: 400 ml Ringer-Laktat i. v./i. o. |

| Schnellstmöglicher Transport in Klinik! | | |

Polytrauma

Pathophysiologie

Besondere Gefahren birgt ein Polytrauma, da Kinder ein im Vergleich zum Erwachsenen *kleines absolutes Blutvolumen* haben und ein Blutverlust schneller zum hypovolämischen Schock führen kann. Ein Blutverlust von 500 ml macht z. B. beim Erwachsenen einen Verlust von 10 % des Gesamtvolumens aus, beim 5-jährigen Kind dagegen von ca. 40 %. Gleichzeitig treten die typischen Schocksymptome beim Kind erst spät auf, sind dann jedoch meist gravierend.
Da Kinder geringere Puffersystemreserven als Erwachsene aufweisen, droht ihnen zudem schneller eine *metabolische Azidose*.

 Eine sachgerechte Erstversorgung des Polytraumas kann die Letalität um bis zu 20 % senken!

Therapeutische Maßnahmen

 Die Vitalfunktionen zu sichern hat Vorrang vor allen anderen Maßnahmen!

Basismaßnahmen bei Polytrauma.

Maßnahme	Details	
Lagerung	• abhängig von der Bewusstseinslage und dem Verletzungsmuster • in der Regel stabile Seitenlage	
Beatmung, Sauerstoff	• Atemwege frei machen/frei halten • Sauerstoffgabe • ggf. Intubation und Beatmung (Indikation großzügig stellen!)	4–6–8 l O$_2$/min
Infusion	venöse Zugänge (möglichst mindestens 2 großlumige Zugänge)	Ringer-Laktat
weitere Maßnahmen	• Blutstillung bei bedrohlichen Blutungen (Druckverband, Abbinden) • Ruhigstellung von Frakturen (Schienen, Vakuummatratze, HWS-Immobilisierung) • Schutz vor Unterkühlung	

Medikamentöse Maßnahmen bei Polytrauma.

Indikation	Medikament	Dosierung	Beispiel 20 kgKG
Volumen-substitution	kristalloide Lösung	20 ml/kgKG i. v. oder i. o.	400 ml Ringer-Laktat i. v. oder i. o., ggf. wiederholen
	und/oder		und/oder
	kolloidale Lösung	20 ml/kgKG	400 ml Gelifundol, HAES-steril 6 %
	und/oder		und/oder
	hyperonko-tische Lösung	4 ml/kgKG	80 ml HyperHaes i. v. oder i. o. schnell infundieren
Sedierung	Midazolam	0,1 mg/kgKG	2 mg Dormicum V 5 mg/5 ml i. v. = 2 ml
	oder		oder
	Diazepam	0,2 mg/kgKG	4 mg Valium i. v. = 0,4 ml
Analgesie	Morphin	0,1 mg/kgKG i. v.	• 1 Amp. Morphin = 10 mg = 1 ml, mit 9 ml NaCl 0,9 % verdünnen • 2 ml der verdünnten Morphinlösung i. v.
	oder		oder
	S-Ketamin	0,25 mg/kgKG	5 mg Ketanest S i. v.
ggf. Narkose-einleitung	Ketamin-Midazolam-Narkose		
	Midazolam	0,1 mg/kgKG	2 mg Dormicum V 5 mg/5 ml i. v.
	und		und
	S-Ketamin	1,0 mg/kgKG	20 mg Ketanest S i. v.

Schädel-Hirn-Trauma

Das SHT ist im Kindesalter die häufigste Einzelursache für Tod oder bleibende Behinderung! Ursache sind vor allem Verkehrsunfälle, Stürze aus Höhen (> 2 × Kindsgröße), aber auch Kindesmisshandlungen (Schütteltrauma).

Symptome

Leitsymptom des Schädel-Hirn-Traumas ist die Bewusstseinsstörung, deren Grad beim Kind mit einer modifizierten Glasgow-Koma-Skala abgeschätzt werden kann.

Modifizierte Glasgow-Koma-Skala für Kinder (GCS, maximale Punktzahl 15, minimal 3).

Kriterium	Alter über 24 Monate	Alter unter 24 Monate	Punkte
Öffnen der Augen	spontan		4
	auf Ansprache		3
	auf Schmerzreiz		2
	Fehlt		1
verbale Reaktion	orientiert	fixiert, erkennt, lacht	5
	verwirrt	fixiert inkonstant, erkennt nicht sicher	4
	einzelne Worte	nur zeitweise erweckbar	3
	Laute	motorisch unruhig, jedoch nicht erweckbar	2
	fehlt	tief komatös, keine motorische Reizbeantwortung	1
motorische Antwort	folgt Aufforderungen	normale Spontanmotorik	6
	gezielte Schmerzreaktion		5
	Beugemechanismen		4
	atypische Beugereaktionen		3
	Streckmechanismen		2
	fehlt		1

! 85 % aller Kopfverletzungen sind harmlos, schwere Kopfverletzungen können aber mit einem symptomarmen Intervall einhergehen. **Cave:** 50 % der intrakraniellen Verletzungen haben ein initiales GCS von 15!

> **!**
>
> • **Hirndruckzeichen**
>
> 80 % der Kinder mit schwerem SHT haben einen erhöhten Hirndruck.
> Mögliche Symptome sind:
> • Cushing-Trias: Bradykardie – Hypertension – Atemmusterstörung
> • Pupillenseitendifferenz
> • vorgewölbte Fontanelle
> • fehlendes Puppenkopfphänomen (Augenbewegung bei Kopfbewegung)
> • abnorme motorische Reaktion
>
> → HyperHAES 4 ml/kgKG, Oberkörperhochlagerung 30°, Beatmung → etCO$_2$ 30–35 mmHg

Therapeutische Maßnahmen

Nicht bewusstloses Kind

Basismaßnahmen beim SHT bei nicht bewusstlosen Kindern.

Maßnahme	Details	
Lagerung	• Kombination mit HWS-Verletzung annehmen bis zum Beweis des Gegenteils → HWS-Immobilisierung • Oberkörper leicht erhöht, Kopf in Mittelstellung, Ziel: Herabsetzung des Hirndrucks • bei Vigilanzstörung: Seitenlage mit erhöhtem Oberkörper	
Sauerstoff	• Atemwege frei machen/frei halten • Sauerstoffgabe	2–4 l O$_2$/min

weitere Maßnahmen	• venöser Zugang
	• Atmung und Kreislauf ständig überwachen
	• Schutz vor Unterkühlung
	• Kapnometrie: Ziel etCO$_2$ 35–40 mmHg
	• RR optimieren (Stabilisierung des Blutdrucks ist nach der Atemwegssicherung die wichtigste Maßnahme beim SHT, sonst ist das Mortalitätsrisiko dreifach erhöht)
	  – Neugeborene > 60 mmHg
	  – Säuglinge/Kleinkinder > 100 mmHg
	  – Schulkinder > 110 mmHg
	• SO$_2$ > 95 %, BZ 80–120 mg%	

> Niemals Hypotonie tolerieren (Volumensubstitution), niemals hypotone Glukose-lösungen geben (Hirnödem), niemals Hypoventilation tolerieren (Beatmung).

Medikamentöse Maßnahmen beim SHT bei nicht bewusstlosen Kindern.

Indikation	Medikament	Dosierung	Beispiel 20 kgKG
Venenweg offen halten	kristalloide Lösung	nur langsam tropfen lassen	1 Tropfen pro Sekunde
bei Poly-trauma Volumen-substitution	kristalloide Lösung	20 ml/kgKG i. v.	400 ml Ringer-Laktat i. v., evtl. wiederholen
Sedierung (insgesamt zurückhaltend! Nur wenn Kind agitiert, unruhig)	Midazolam	0,1 mg/kgKG i. v.	2 mg Dormicum V 5 mg/5 ml i. v. = 2 ml
	oder		oder
	Diazepam	0,2 mg/kgKG i. v.	4 mg Valium i. v.
bei Krämpfen	Diazepam	0,2 mg/kgKG i. v.	4 mg Valium i. v.
Analgesie	immer in Intubationsbereitschaft!		
	Morphin	0,1 mg/kgKG i. v.	1 Amp. Morphin = 10 mg = 1 ml, mit 9 ml NaCl 0,9 % verdünnen 2 ml der verdünnten Morphin-lösung i. v.
	oder		oder
	S-Ketamin	0,25 mg/kgKG	5 mg Ketanest S i. v.

Bewusstseinsgestörtes Kind

Basismaßnahmen beim SHT beim bewusstseinsgestörten Kind.

Maßnahme	Details	
Lagerung	Oberkörper um ca. 20–30° angehoben, Kopf Mittelstellung	
Sauerstoff	• Atemwege frei machen/frei halten • Sauerstoffgabe	2–4 l O₂/min
weitere Maßnahmen	• Indikation zur Intubation und Beatmung (GCS ≤ 8) • ggf. Narkoseeinleitung, wenn erfahren	

Medikamentöse Maßnahmen beim SHT beim bewusstseinsgestörten Kind.

Indikation	Medikament	Dosierung	Beispiel 20 kgKG
Präoxygenierung	Sauerstoff	mindestens 2 min	3–5 l O₂/min
Sedierung	Midazolam	0,1 mg/kgKG i. v.	2 ml Amp. Dormicum V 5 mg/ 5 ml i. v.
Analgesie/ Narkoseeinleitung	S-Ketamin	1,0 mg/kgKG	20 mg Ketanest S i. v.
Relaxierung zur Intubation	Succinylcholin	2 mg/kgKG	40 mg = 2 ml Lysthenon

bei ausgeprägten Hirndruckzeichen evtl. Versuch der Hirnödemtherapie:

Hirndruckzeichen: Bradykardie, Hypertension, Atemmusterstörung, Pupillenseitendifferenz	Hyperhaes	4 ml/kgKG	80 ml Hyperhaes schnell i. v.

Falls möglich, *Hubschrauber* als Transportmittel einsetzen, neurochirurgische Klinik anfliegen lassen!

Thoraxtrauma

Allgemeines

Das Thoraxtrauma ist die Leitverletzung des Polytraumas, in > 70 % der Fälle bestehen relevante Begleitverletzungen! Die Letalität von Thoraxtraumata ist hoch, sie wird durch potenziell lebensbedrohliche Komplikationen bestimmt, wie z. B. Pneumothorax, Spannungspneumothorax, Hämatothorax, instabiler Thorax, Trachea- oder Bronchusrupturen oder Herzbeuteltamponade.

Symptome

Aufgrund des elastischen Brustkorbs können Kinder schwerste Verletzungen ohne äußerlich sichtbare Zeichen erleiden!
- Prellmarken, äußere Verletzungen
- Dyspnoe
- Blässe bis Zyanose
- atemabhängige Schmerzen
- schnelle, flache, evtl. paradoxe Atmung
- evtl. prall gefüllte Halsvenen
- Husten, evtl. Hämoptoe
- evtl. Hautemphysem
- Tachykardie, Blutdruckabfall

Therapeutische Maßnahmen

Basismaßnahmen bei Thoraxtrauma.

Maßnahme	Details	
Lagerung	• bei Bewusstlosigkeit stabile Seitenlage (auf der verletzten Seite) • sonst Oberkörper hoch	
Sauerstoff	über Nasensonde/Maske	4–8 l O$_2$/min
Volumensubstitution	• venöser Zugang (möglichst großlumig) • kristalloide Lösung	z. B. Ringer-Laktat i. v.

Maßnahme	Details
weitere Maß-nahmen	• Vitalfunktionen sichern • großzügige Indikation zur Intubation und Beatmung • offene Wunden steril abdecken • bei Pfählungsverletzungen Fremdkörper belassen • Schutz vor Unterkühlung • Puls und Blutdruck ständig kontrollieren • bei Hinweisen auf Spannungspneumo-thorax Entlastungspunktion im 2. ICR medioklavikular (S. 153)

Medikamentöse Maßnahmen bei Thoraxtrauma.

Indikation	Medikament	Dosierung	Beispiel 20 kgKG
Volumensubstitution	Ringer-Laktat/ NaCl 0,9 %	20 ml/kgKG	400 ml Ringer-Laktat
Analgesie	Morphin	0,1 mg/kgKG	2 mg i. v.
	oder		oder
	S-Ketamin	0,25 mg/kgKG	5 mg Ketanest S
ggf. Sedierung	Diazepam	0,2 mg/kgKG	4 mg Valium i. v.
	oder		oder
	Midazolam	0,1 mg/kgKG	2 mg Dormicum V5 i. v.
ggf. (z. B. bei instabi-lem Thorax) Narkose (S. 58ff.)	z. B. Ketamin-Midazolam-Narkose (S. 60)		

Einfacher Pneumothorax

Definition

Beim Pneumothorax handelt es sich um den Eintritt von Luft in den Pleuraraum. Dadurch wird der dort herrschende Unterdruck aufgehoben und die Lunge kollabiert.

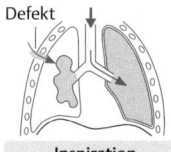

Defekt

Inspiration

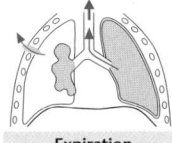

Expiration

offener Pneumothorax

Symptome

- akuter Thoraxschmerz
- Atemnot
- trockener Husten
- Atemgeräusch ↓
- Klopfschall ↑
- atemabhängige Schmerzen
- ggf. Hautemphysem (Knistern der Haut)

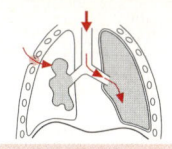

Inspiration

Defekt mit Ventil-mechanismus

Spannungspneumothorax

Definition

Durch einen Ventilmechanismus baut sich ein Druck im Pleuraspalt auf, der zu einer Verschiebung des Mediastinums zur anderen Seite und zur Kompression des Gefäßsystems führt.

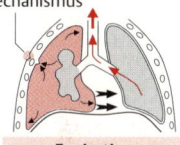

Expiration

offener Spannungspneu

Symptome und Diagnostik

 Akut lebensbedrohliches Krankheitsbild!

- rasch zunehmende Dyspnoe (z. B. trotz suffizienter Beatmung)
- einseitige Trachealverlagerung!!!
- Tachypnoe
- Tachykardie
- Blässe, Zyanose
- Unruhe und Angst
- einseitige Thoraxvergrößerung (am Notfallort bzw. beim traumatischen Spannungspneumothorax kaum zu erkennen)
- obere Einflussstauung (Halsvenenstauung)
- Blutdruckabfall
- Kreislaufstillstand (eines der stets auszuschließenden Ursachen!)

Steigt unter Beatmung der Beatmungsdruck kontinuierlich an, muss an einen Spannungspneumothorax gedacht werden.

Sofortmaßnahme: Entlastungspunktion

Als Sofortmaßnahme beim Spannungspneumothorax wird zur Druckentlastung eine Entlastungspunktion durchgeführt.
Material:
- großkalibrige Kanüle (z. B. Plastikverweilkanüle 14 G [braun] oder 16 G [grau])
- evtl. Fingerling, in dessen freies Ende ein kleines Loch geschnitten wird
- Einmalkompressen

Technik
- Kind möglichst mit erhöhtem Oberkörper lagern
- ggf. Infiltration der Einstichstelle mit Lidocain
- mit der Kanüle in der Medioklavikularlinie auf dem Oberrand der 3. Rippe (= 2. ICR) punktieren
- Kanüle bis auf eine Rippe vorschieben, an deren Oberrand man sich vorsichtig vortastet. Sobald man die Rippe überquert und die Interkostalmuskulatur spürbar passiert hat, die Metallkanüle um ca. 5 mm zurückziehen (sonst Gefahr der Lungenverletzung)
- Kanüle waagrecht weiter vorschieben, bis der Pleuraraum erreicht ist und Luft hörbar entweicht (Druckausgleich)
- anschließend Metallkanüle vollständig entfernen und die Kanüle mit steriler Kompresse abdecken

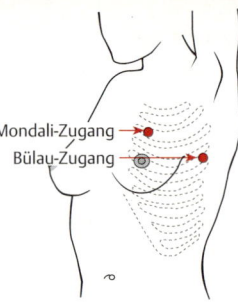

Mondali-Zugang
Bülau-Zugang

Weitere therapeutische Maßnahmen: Thoraxdrainage

Am sichersten als Minithorakotomie über Bülau-Zugang (s. oben): Abduzieren des Arms der betreffenden Seite, Desinfektion, Lochtuch, sterile Handschuhe. 2–3 cm langer Hautschnitt im Verlauf des 5.ICR (knapp über Mamille) in mittlerer Axillarlinie, dann mit geschlossener stumpfer Schere die Intercostalmuskulatur oberhalb der Rippe bis zur Pleura verdrängen. Pleura mit dem (kleinen) Finger perforieren, Austasten der Pleurahöhle. Drainage mit dem Finger als Führungsschiene unter Zuhilfenahme einer stumpfen Klemme durch den Stichkanal dirigieren. Drainage nach kranial und dorsal ca. 3 cm vorschieben. Heimlichventil, Absaugung/Magensondenbeutel anschließen, Fixation durch Naht.

Hämatothorax

Ursachen

Meist im Rahmen einer Rippenfraktur und einer Zerreißung des Rippenfells , durch Verletzung kleiner oder intrathorakaler Gefäße; Verletzungen der Lunge.

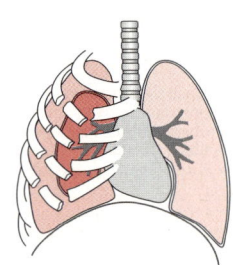

Therapeutische Maßnahmen

- halbsitzende Lagerung (bei stabilem Kreislauf)
- Sauerstoffgabe
- ggf. Intubation und Beatmung
- ggf. Thoraxdrainage

Lungenkontusion

Ursachen

Meist stumpfes Trauma. Mikro- und makroskopische Zerreißungen und Quetschungen des Lungengewebes. Ausbildung oft erst nach Stunden bis Tagen!

Therapeutische Maßnahmen

- halbsitzende Lagerung (bei stabilem Kreislauf)
- Sauerstoffgabe
- ggf. Intubation und Beatmung mit PEEP 5 mbar

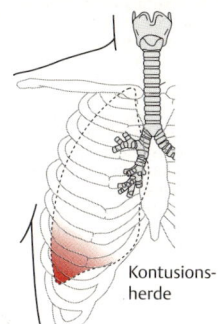

Kontusions-herde

> ! Häufigste Thoraxverletzung bei Kindern (doppelt so häufig wie Rippenfrakturen). Prellmarken, Tachypnoe, Schmerzen, $SO_2 \downarrow$ beachten!

Herzbeuteltamponade

- Schock mit gestauten Halsvenen (DD: kardial, Spannungspneumothorax → Tracheaverlagerung seitlich)
- Therapie: Volumensubstitution, zügiger Transport in die Klinik, Punktion unter EKG-Überwachung durch erfahrenen Arzt

Commotio cordis

- zweithäufigste Todesursache von Ballspielern, z. B. beim Fußball den Ball mit der Brust stoppen → Kammerflimmern
- übliches Vorgehen nach ABC

Wirbelsäulentrauma

Ein Wirbelsäulentrauma ist bei Kindern eher selten. Aufgrund des relativ schweren Kopfes sind typischerweise die Segmente C1–3 oder C7/Th1 betroffen, es kommt aber bei Kindern auch ohne Frakturen zu schweren Halsmarkverletzungen. Die Hauptgefahr eines Wirbelsäulentraumas liegt in der Schädigung des Rückenmarks durch Quetschung, Einblutung oder Durchtrennung mit Ausbildung einer Querschnittslähmung. Lebensbedrohlich ist die *hohe Querschnittslähmung*, bei der es zur zentralen Atemlähmung kommen kann. Durch Hypotonie, Ischämie und Ödembildung ist eine sekundäre Rückenmarkschädigung möglich.

Symptome

- starke HWS-Schmerzen, Rückenschmerzen, neurologische Störungen
- Zeichen einer Querschnittslähmung:
  – Bewegungsunfähigkeit, Gefühllosigkeit, schlaffe Extremitäten
  – fehlende Abwehrreaktion auch bei starken Schmerzreizen
  – evtl. Bewusstseinsstörung

– unwillkürlicher Harn- oder Stuhlabgang, Erektion
– Blutdruckabfall
• fehlender Analsphinktertonus = initiales Querschnittszeichen

Wenn ein Kind den Kopf um 45° drehen kann, ist eine HWS-Verletzung sehr unwahrscheinlich (**Cave:** nur wenn das Kind das vorher selbst gemacht hat, nicht ausprobieren!).
Anhand der radikulären Dermatome lässt sich die Höhe der Rückenmarkläsion grob abschätzen.

radikuläre Dermatome

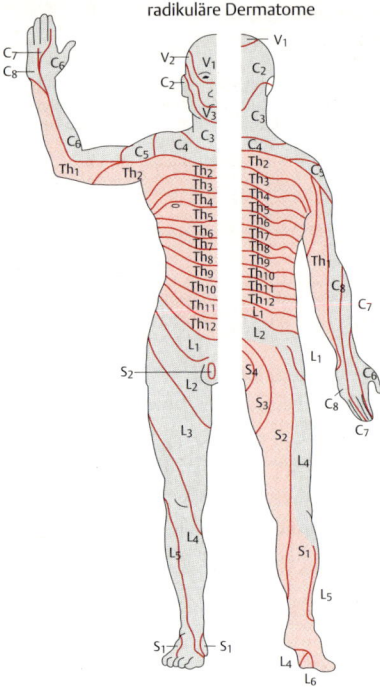

Therapeutische Maßnahmen

Die Halswirbelsäule muss insbesondere bei Kindern stabilisiert werden mit:
• neurologischen Zeichen, SHT (s. o.)
• Vigilanzstörungen
• Femurfraktur, Polytrauma
• Intoxikation
• Schmerzen über der HWS, insbesondere bei Drehung
• Kinder mit Down-Syndrom (wegen atlantookzipitaler Subluxation)

Basismaßnahmen beim Wirbelsäulentrauma.

Maßnahme	Details	
Lagerung	• abhängig vom Bewusstseinszustand • keine unnötigen Umlagerungen! • Umlagerung nur mit mehreren Helfern • Schaufeltrage einsetzen • wenn möglich, flach lagern • so bald wie möglich auf Vakuummatratze in Streckstellung lagern	Schaufeltrage
Sauerstoff	über Nasensonde/Maske	2–4 l O₂/min
Infusion	venöser Zugang	langsam Ringer-Laktat
weitere Maßnahmen	• immer immobilisierende Halskrawatte anlegen • Vitalfunktionen sichern • offene Wunden steril abdecken • Schutz vor Unterkühlung • Puls und Blutdruck ständig kontrollieren • ggf. Intubation und Beatmung	

Medikamentöse Maßnahmen beim Wirbelsäulentrauma.

Indikation	Medikament	Dosierung	Beispiel 20 kgKG
Volumensubstitution	kristalloide Lösung	20 ml/kgKG NaCl/Ringer-Laktat	400 ml Ringer-Laktat i. v./i. o.
Analgesie	Morphin	0,1 mg/kgKG	2 mg Morphin i. v./i. o.
	oder		oder
	S-Ketamin	0,25 mg/kgKG	5 mg Ketanest S i. v./i. o.
Sedierung	Midazolam	0,1 mg/kgKG	2 mg Dormicum V i. v./i. o.
	oder		oder
	Diazepam	0,2 mg/kgKG	4 mg Valium i. v./i. o.

Indikation	Medikament	Dosierung			Beispiel 20 kgKG		
Versuch der Verringerung sekundärer Rückenmarkschäden	Methylprednisolon	30 mg/kgKG als i. v. Bolus über 15 min			600 mg Urbason solubile i. v./i. o.		
	Gewicht (kg)	10	20	40	60	70	80	100
	Dosis (mg)	300	600	1200	1800	2100	2400	3000

Wichtig: Auswahl des geeigneten Transportmittels (Hubschrauber) und der geeigneten Zielklinik!

4.23 Unterkühlung

Von einer *Unterkühlung* spricht man bei einer Erniedrigung der Körpertemperatur (Rektaltemperatur) unter 35 °C. Eine *leichte Hypothermie* besteht bei Körpertemperaturen bis etwa 32 °C, eine *schwere Hypothermie* bei darunterliegenden Temperaturen.

Akute Lebensgefahr durch drohendes Kammerflimmern ist bei einer Körperkerntemperatur von 26–30 °C anzunehmen.

Je kleiner ein Kind, desto schneller kühlt es aus!

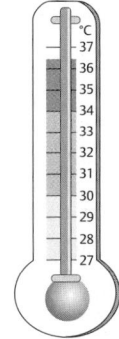

Symptome

Symptome bei Unterkühlung.

Körpertemperatur 34–36,5 °C:
- Kältezittern, Erregungszustand
- Schmerzen an den Extremitäten
- bläulich blasse Haut
- Tachykardie

Körpertemperatur 30–34 °C:
- zunehmende Somnolenz
- Nachlassen des Schmerzempfindens
- Bradykardie, Herzrhythmusstörungen
- unregelmäßige Atmung

Körpertemperatur 27–30 °C:
- tiefe Bewusstlosigkeit, weite Pupillen
- schwacher, bradykarder Puls
- unregelmäßige Atmung

Körpertemperatur < 27 °C:
- Koma
- Atemstillstand
- Herz-Kreislauf-Stillstand (meist Kammerflimmern)

Therapeutische Maßnahmen

Basismaßnahmen, medikamentöse Maßnahmen

Basismaßnahmen bei Unterkühlung.

Maßnahme	Details	
Lagerung	Rückenlage, ggf. stabile Seitenlage	
Sauerstoff	über Nasensonde/Maske	4–6 l O₂/min
Infusion	venöser Zugang, angewärmte Vollelektrolytlösung	10–20 ml/kgKG Ringer-Laktat
weitere Maßnahmen	• vorsichtige Rettung in horizontaler Lage und erschütterungsfreier Transport (Bergungstod!) • in warme, windgeschützte Umgebung bringen • nasse Kleidung entfernen • Rektaltemperatur messen • ggf. Reanimation • ggf. großzügige und ruckfreie Intubation • ggf. erfrorene Körperteile versorgen	Ideal: • Vakuummatratze, Rettungsdecke • vorgewärmter RTW (Standheizung während Rettung laufen lassen)

Bei *mäßiger Hypothermie* (Rektaltemperatur > 32 °C) passive Wiedererwärmung durch:
- Einhüllen in Alu-Rettungsfolie (silberne Seite nach innen), in Wolldecken
- Steigerung der Umgebungstemperatur (RTW vorher aufheizen – z. B. auf Anfahrt)

Bei *schwerer Hypothermie* (Rektaltemperatur < 32 °C):
- Kind darf sich nicht bewegen (Gefahr des Einstroms von kaltem Blut aus der Peripherie in den Körperkern, „Bergungstod")
- Infusion angewärmter Lösungen (z. B. Ringer-Laktat)
- Wärmepackungen am Rumpf (Hibler-Wärmepackung: feuchtheiße Tücher auf die Unterwäsche von Brust und Bauch, darüber Kleidung und Alufolie nur um den Rumpf).

Medikamentöse Maßnahmen bei Unterkühlung.

Indikation	Medikament	Dosierung	Beispiel 20 kgKG
ggf. Sedierung	Diazepam	0,2 mg/kgKG	4 mg Valium i. v./i. o.
	oder		oder
	Midazolam	0,1 mg/kgKG	2 mg Dormicum V i. v./i. o.

Reanimation bei Hypothermie

Durch die erhöhte Ischämietoleranz der Gewebe und den zerebroprotektiven Effekt einer tiefen Hypothermie (Reduktion des Stoffwechsels, Hemmung von schädlichen Effekten der Hypoxie) kann selbst ein längerer Kreislaufstillstand überlebt werden. Daher müssen bei Unterkühlten die Wiederbelebungsmaßnahmen bis zum Erreichen einer Körperkerntemperatur von mindestens 36 °C durchgeführt werden.

„Nobody is dead until warm and dead!"

In der Phase der Hypothermie ist das Myokard außerordentlich vulnerabel, wobei bei Kerntemperaturen unter 30 °C alleine schon Lagerungsmaßnahmen Kammerflimmern auslösen können. Ein Durchbrechen des Flimmerns ist nur nach aktiver Wiedererwärmung möglich.
Empfehlungen:
- eine einmal begonnene Reanimation muss bis zur Wiedererwärmung fortgeführt werden
- max. 3 Defibrillationsversuche unternehmen
- CPR wie immer, vorher jedoch 1 Minute versuchen Puls/ EKG abzuleiten
- bei Kerntemperatur unter 30 °C keine Medikamente geben
- keine präklinische Wiedererwärmung, sondern in der Klinik – am besten durch extrakorporale Zirkulation (z. B. Klinik mit Kardiochirurgie)

Die Defibrillation und die Gabe von Katecholaminen sind bei Hypothermie meist wenig wirksam. Deshalb bei schwerer Hypothermie max. 3 Defibrillationen, keine Katecholamintherapie der Bradykardie bei suffizientem Kreislauf (Bradykardie ist bei Hypothermie physiologisch!)

4.24 Verbrennungen und Verbrühungen

Häufigkeit und Ursachen

- **Verbrühung** (90 % der Fälle) = thermische Schädigung durch heiße Flüssigkeiten
  - 75 % der Kinder sind zwischen 1 und 3 Jahren alt
  - 70 °C heißes Wasser ergibt bereits nach einer Sekunde, 55 °C heißes Wasser nach 30 Sekunden zweitgradige Verbrühungen; besonders schlimm sind heißes Fett und Öl
  - typisch: Tasse heißer Tee vom Tisch gezogen oder Ziehen an der Schnur von Wasserkochern → Latzverbrühung: Gesicht – Rumpf – Oberschenkel
- **Verbrennung** (10 % der Fälle)
  - durch Feuer, heiße Flächen (Herd), elektrisch; typischerweise sind ältere Kinder betroffen („Zündeln") oder es kommt zur Stichflammenverbrennung durch Brandbeschleuniger beim Grillen
  - bei Wohnungsbrand immer an Inhalationstrauma und Kohlenmonoxidvergiftung (häufigste Todesursache bei Vergiftungen) denken
  - stets die Möglichkeit der Kindesmisshandlung bedenken – Umgebung? Fotodokumentation?

Ausmaß und Schweregrad

Um das Ausmaß der geschädigten Körperoberfläche abzuschätzen, kann bei Kindern eine altersmodifizierte **Neuner-Regel nach Wallace** angewendet werden.

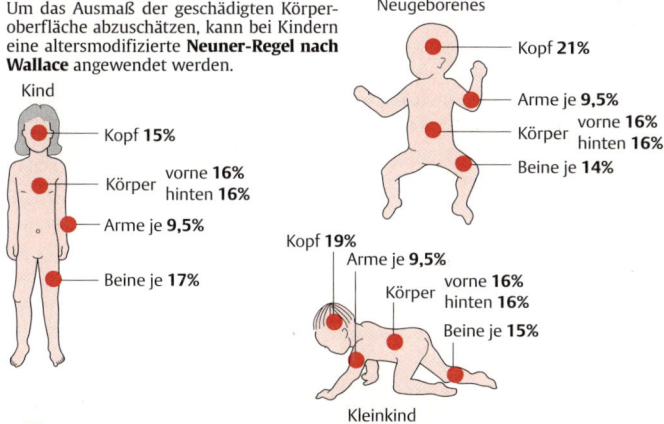

Kind
Kopf **15%**
Körper vorne **16%** hinten **16%**
Arme je **9,5%**
Beine je **17%**

Neugeborenes
Kopf **21%**
Arme je **9,5%**
Körper vorne **16%** hinten **16%**
Beine je **14%**

Kopf **19%**
Arme je **9,5%**
Körper vorne **16%** hinten **16%**
Beine je **15%**
Kleinkind

> **!** Bei einer Ausdehnung der Verbrühung/Verbrennung von ca. 10 % besteht beim Kind Schockgefahr!

Schweregrad/Verbrennungstiefe.

Grad	Tiefe	Aussehen	Kapillar-füllung	Schmerz	Bemerkung
I	epidermal	rot	++	+	„Sonnenbrand"
IIa	oberflächlich dermal	rot + Blasen, ödematös	+	+++	I und IIa initial schwer zu unterscheiden
IIb	tief dermal	blasser + Blasen/ Hautfetzen	+/-	+	meist narbige Abheilung
III	komplette Dermis	weiß/braun, wie Leder	–	taub	stets plastische Deckung nötig
IV	inkl. Faszien, Muskeln, Knochen	Verkohlung	–	taub	vor allem bei Starkstrom

Therapeutische Maßnahmen

Die Indikation für eine *sofortige stationäre Behandlung* ist gegeben, wenn:
- bei Säuglingen und Kleinkindern 5–15 % der Körperoberfläche betroffen sind,
- bei Schulkindern 10–20 % der Körperoberfläche betroffen sind.

Verbrennungen größeren Ausmaßes müssen sofort intensivmedizinisch in entsprechend ausgerüsteten Krankenhäusern mit Betten für Schwerverbrannte behandelt werden.

 Eigensicherung beachten!

Basismaßnahmen bei Verbrennung und Verbrühung.

Maßnahme	Details	
Lagerung	• auf Brandwundenfolien (z. B. Metalline) • bei Bewusstlosigkeit stabile Seitenlage • bei Inhalationstrauma Oberkörper hoch • sonst Schocklagerung	
Sauerstoff	über Nasensonde/Maske	4–6 l O$_2$/min
Infusion	venöser Zugang, möglichst großlumig	Ringer-Laktat i. v.
weitere Maßnahmen	• Atemwege frei machen/frei halten • ggf. Intubation und Beatmung (s. u.) • Blutdruck und Puls ständig überwachen • Kaltwasseranwendung (s. u.) • alle nicht mit der Brandwunde verklebten Kleidungsstücke entfernen • Wunden steril abdecken	

Intubation:
- Indikation bei Verdacht auf Inhalationstrauma: periorale Verbrennungen, Ruß im Sputum, zunehmende Heiserkeit – „kannst du bis 10 zählen?", Stridor, Verdacht auf CO-Intoxikation, verbrannte Augenbrauen/Wimpern
- wenn zu unerfahren – Intubation kann insbesondere bei einem Inhalationstrauma erheblich erschwert sein – evtl. unter Maskenbeatmung und Voranmeldung in nächsterreichbare Klinik fahren
- **Cave:** Pulsoxymetrie zeigt bei einer CO-Intoxikation fehlerhaft gute Werte an („erstickt bei SO$_2$ 100 %")

Kühlung:
- maximal 10 Minuten mit kaltem Leitungswasser (niemals Eiswasser!) unmittelbar nach der Verbrennung
- Zeitpunkt nach Eintreffen des Rettungsdienstes meist überschritten, daher meist keine Indikation mehr für Burn Back oder Ähnliches
- meist zu viel Kühlung: 1 °C niedrigere Körpertemperatur bedeutet um 43 % höhere Letalität → Wärmeerhalt, Messung der Körpertemperatur!

Medikamentöse Maßnahmen bei Verbrennung und Verbrühung.

Indikation	Medikament	Dosierung	Beispiel 20 kgKG
Volumen-substitution	kristalloide Lösung	20 ml/kgKG bei Schockzeichen	400 ml Ringer-Laktat i. v.
Sedierung	Midazolam	0,1 mg/kgKG	2 mg Dormicum i. v.
	oder		oder
	Diazepam	0,2 mg/kgKG	4 mg Valium i. v.
Analgesie	immer in Intubationsbereitschaft		
	Morphin	0,1 mg/kgKG i. v.	• 1 Amp. Morphin = 10 mg = 1 ml, mit 9 ml NaCl 0,9 % verdünnen • 2 ml der verdünnten Morphinlösung i. v.
	oder		oder
	S-Ketamin	0,25 mg/kgKG	5 mg Ketanest S i. v.
bei Rauchgas-inhalation	Beclometason-Aerosol (Wirkung umstritten)	200–300 µg	initial 2–3 Hübe Ventolair 100 µg Dosier-Aerosol

Bei schweren Verbrennungen geeignetes Transportmittel (Rettungshubschrauber) und Transportziel (Klinik mit Schwerverbranntenbetten) auswählen! Zentrale Vermittlungsstelle für Schwerverbrannte: Tel. 040 42851-3998 oder 040 42851-3999

Parkland-Formel für Kinder:
- 3 ml Ringer-Laktat × % verbrannte Körperoberfläche × kgKG über 8 Stunden (max. 50 % KOF berücksichtigen)
- z. B.: Kleinkind mit 10 kgKG und 20 % verbrannte Körperoberfläche:
  3 × 20 × 10 = 600 ml in den ersten 8 Stunden entsprechend 75 ml pro Stunde
- bei Schockzeichen anfangen mit 20 ml/kgKG

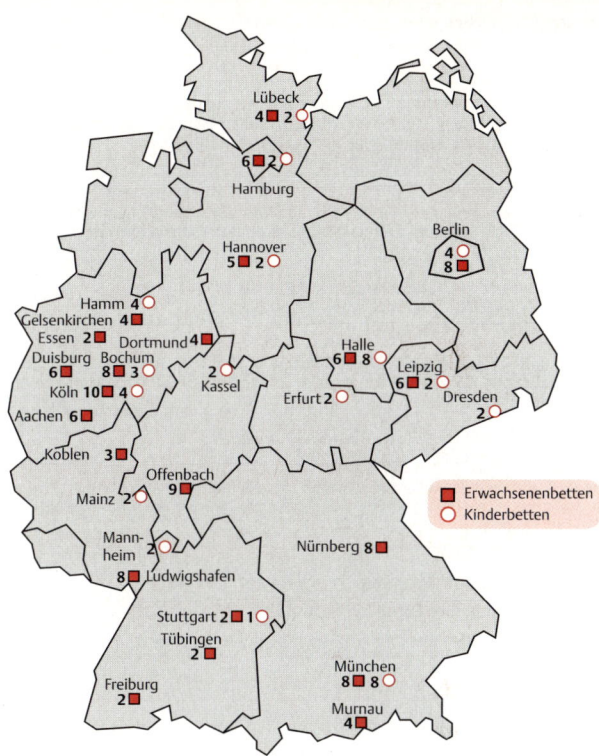

Lübeck 4■ 2○

Hamburg 6■ 2○

Hannover 5■ 2○

Berlin 4■ 8■

Hamm 4○
Gelsenkirchen 4■
Essen 2■ Dortmund 4■
Duisburg 6■ Bochum 8■ 3○
Köln 10■ 4○
Aachen 6■

Kassel 2○

Halle 6■ 8■
Leipzig 6■ 2○
Erfurt 2○
Dresden 2○

Koblen 3■

Offenbach 9○
Mainz 2○

Mannheim 2○
Ludwigshafen 8■

Nürnberg 8■

■ Erwachsenenbetten
○ Kinderbetten

Stuttgart 2■ 1○
Tübingen 2■

Freiburg 2■

München 8■ 8■
Murnau 4■

165

4.25 Vergiftungen

Allgemeines

Die Gruppe der 2- bis 5-jährigen Kinder ist von Vergiftungen am häufigsten betroffen, wobei vorwiegend Haushalts- und Gewerbechemikalien (einschließlich Kosmetika) sowie Arzneimittel durch orale Aufnahme zu Vergiftungen führen.

Diagnostik

Vergiftungen bedenken bei jedem Kind mit neuen Verhaltensauffälligkeiten, Vigilanzstörungen, aber auch bei Pupillen-, Herzrhythmus- oder Darmstörungen (Hypo-/Hyperperistaltik).
Sorgfältige Anamnese:
- **Wer?** Alter – Gewicht – Vorerkrankungen – Vormedikation
- **Was?** Genauer Name, UBA-Nummer auf Reinigungsmitteln
- **Wie viel** wurde maximal aufgenommen?
- **Wann?**
- **Warum?** (Unfall, Suizidversuch, Kindesmisshandlung?)
- **Weitere gefährdete Personen?** Sonst noch jemand in Gefahr (Spielkameraden, Kohlenmonoxidquelle, …)

Im Zweifel immer Kontakt zu Giftnotrufzentrale aufnehmen!

 Etwa 90 % aller Vergiftungsnotfälle können mithilfe der gründlichen Anamnese und ggf. zusätzlicher Informationen der Giftnotrufzentrale als „unbedenklich" eingestuft werden.

Informations- und Behandlungszentren für Vergiftungen

- einheitliche Telefonnummer **19240** mit Vorwahl
  - Berlin 030
  - Bonn 0228
  - Freiburg 0761
  - Göttingen 0551
  - Homburg 06841
  - Mainz 06131
  - München 089
- Wien/Österreich
  - Tel. aus Deutschland: 0043 14064343
- Zürich/Schweiz
  - Tel. in der Schweiz: 145
  - Tel. aus Deutschland: 0041 12515151

Sofortmaßnahmen zur Entgiftung

Dekontamination

- Entfernen von mit potenziellen Giftstoffen verunreinigten Kleidungsstücken
- Abspülen benetzter Haut mit Leitungswasser
- ggf. Augenspülung (S. 105)
- bei Vergiftung durch ingestierte Säure/Laugen reichlich Wasser, Tee oder Fruchtsäfte trinken lassen (nur innerhalb der ersten 10–15 min sinnvoll, nicht bei starken Säuren wie Salzsäure/Flusssäure)
- Asservierung des „Giftes" nicht vergessen (z. B. Tablettenreste/Packungen/Pflanzenteile)

Primäre Giftelimination

Die primäre Giftelimination ist in aller Regel nur nach Rücksprache und auf Empfehlung einer Giftnotrufzentrale sinnvoll und/oder wenn das Kind nicht binnen 60 Minuten in der Klinik sein kann.

Kohletherapie

- Aktivkohle 1 g/kgKG in 100 ml Saft, Cola oder Wasser innerhalb von 60 min (bis 4 h). Bei relevanten Vergiftungen fast immer durchführbar (außer bei Säuren/Laugen, Alkoholen, Glykolen, Schwermetallen, Elektrolyten)
- Aktivkohle zeichnet sich aus durch eine große Oberfläche von mehr als 1000 m^2/g.
- Die Gabe von Aktivkohle führt zu einer Adsorption von Giften im Darmlumen, verändert im Idealfall die Diffusionsrichtung der Gifte zum Darmlumen hin.
- Eine frühzeitige Kohletherapie ist bis auf bestimmte Ausnahmen (s. u.) genauso effektiv wie eine frühe Magenspülung und sollte deshalb möglichst < 60 min nach Giftaufnahme durchgeführt werden (Möglichkeit der „Telefonrettung").

Provoziertes Erbrechen – nicht durchführen

- Risiken sind insgesamt größer als Nutzen, wird daher aktuell nicht mehr empfohlen.
- Die Reduktion der resorbierbaren Giftmenge liegt bei provoziertem Erbrechen 5 min nach Giftaufnahme bei 30–70 %, 30 min nach Giftaufnahme beträgt sie nur noch 2–45 %!

Gabe von Milch

Die Gabe von Milch beschleunigt in aller Regel die Resorption und ist daher nicht indiziert! Ausnahmen: Vergiftung mit Säuren, Laugen oder Fluoriden.

Magenspülung

- Indikation: Ausnahmefälle (z. B. fehlende Transportmöglichkeiten und Anraten der Giftnotrufzentrale); Gifte gelangen durch provoziertes Erbrechen oder Magenspülung vermehrt ins Duodenum (Resorption ↑), zudem wird die wichtige Gabe von Kohle verzögert.
- Durchführung: kinderfingerdicken Spülschlauch (z. B. 9–11 mm Durchmesser) und als Spülflüssigkeit physiologische Kochsalzlösung verwenden; Flüssigkeitsmenge bei jedem Spülakt nicht mehr als 4–10 ml/kgKG

- Aktivkohle: am Ende der Magenspülung wird Aktivkohle (1 g/kgKG Carbo medicinalis) und ggf. Natriumsulfat (0,5 g/kgKG als salinisches Abführmittel) instilliert

Antidota

- in aller Regel präklinisch nicht erforderlich oder Zeit bis zur stationären Behandlung ausreichend
- aktuelle Listen von Antidota z. B. unter www.giftinfo.de oder in der Roten Liste

Atoxische oder gering toxische Substanzen

Quelle: Beratungsstelle für Vergiftungserscheinungen, Berlin
Mit dieser Liste kann in 80 % aller Ingestionsunfälle bei Kleinkindern sofort entschieden werden, was zu tun ist.

Tenside

- *Handgeschirrspülmittel, Allzweckreiniger, Waschpulver, Pustefix, Duschgel, Shampoo* (**Cave:** medizinisches Haarwaschmittel): Entschäumer verabreichen (sab simplex); evtl. gastrointestinale Symptome möglich

Medikamente

- *Ambroxol, Azetylzystein, Carbozystein, Bromhexin:* unbedenklich, Hypersekretion bei Säuglingen. **Cave:** Kombinationspräparate mit toxikologisch relevanten Substanzen (z. B. Ambroxol + Betamimetikum)
- *Fluoride* (Kariesprophylaxe, z. B. Zahnpasta, Mundspülung): bei weniger als 100 mg Fluoridanteil nur Gabe von Milch (hier ausnahmsweise sinnvoll)
- *Ovulationshemmer* bis zu einer Monatspackung
- *Schilddrüsenhormone* (L-Thyroxin): weniger als 500 µg bei herzgesunden Kindern > 1 Jahr unbedenklich

Zimmerpflanzen/Zubehör

- *Ficus-Arten* (Gummibaum, Birkenfeige u. a.) ungiftig
- *Blumendünger:* bei Haushaltsprodukten nur Flüssigkeitsgabe. **Cave:** Produkte für die Landwirtschaft
- *Blumenwasser, Blumenerde* ungiftig

Früchte

- *Vogelbeere/Eberesche, Feuerdorn, Mahonie:* nur Flüssigkeitsgabe; bei größeren Mengen gastrointestinale Symptome möglich
- *Eibenbeeren:* Fruchtfleisch ungiftig; unzerbissene Kerne harmlos; bis 3 zerbissene Kerne (sehr bitter!): nur Flüssigkeitsgabe

Verschiedenes

- *Kosmetika:*
  - alkoholhaltige, z. B. Parfüm, Gesichtswasser, Rasierwasser: max. 1 Schluck unbedenklich
  - sonstige, z. B. Lippenstifte, Pflegecremes, Schminken: kleine Mengen bis ca. 2 g/kgKG unbedenklich. **Cave:** Puderaspiration bei Säuglingen!
- *Heizkostenverteilerröhrchen* bis zum Inhalt eines Röhrchens ungiftig

- *Kühltaschenelemente, Beißring:* ungiftig
- *Ostereierfarben* (= Lebensmittelfarben) ungiftig
- *Schreib- und Malutensilien:*
  - Wachsmalstifte, Kreide, Tuschkastenfarben, bunt- und wasserlösliche Filzstifte (außer Kopierstifte) in kleinen Mengen unbedenklich
  - Tinten, Tintenpatronen (außer Spezialtinten) bis zum Inhalt einer Patrone oder 1 ml/kgKG unbedenklich
- *Silicagel* (Trockenmittel z. B. aus Medikamentenpackungen, Fotoartikel) ungiftig
- *Styropor* ungiftig, evtl. Fremdkörperwirkung
- *Quecksilber* bis zum Inhalt eines Fieberthermometers unbedenklich (sofern keine Schleimhautverletzung vorliegt)
- *Zigaretten:*
  - 9–12 Monate: bis ⅓ Zigarette oder ½ Kippe
  - 1–5 Jahre: bis ½ Zigarette oder 1 Kippe
  - 6–12 Jahre: bis ¾ Zigarette oder 2 Kippen
  - ab 12 Jahre: bis 1 Zigarette oder 2 Kippen

Spezielle Vergiftungen

Immer erst Basistherapie (s. o.!).

Dosis, Symptome und Maßnahmen bei speziellen Vergiftungen.

Substanz	Gefährliche Dosis/Symptome	Maßnahmen/Besonderheiten
Paracetamol (in vielen Misch-analgetika)	▪ > 140 mg/kgKG ▪ bei Dauertherapie/Vorerkr.: > 90 mg/kgKG	▪ **Cave:** initial symptomarm ▪ Leberversagen möglich
ASS (Aspirin, in vielen Misch-analgetika)	▪ > 150 mg/kgKG ▪ Bauchschmerzen/ Erbrechen	▪ Volumengabe ▪ Hyperventilation
Antihistaminika (Cetirizin, Zyrtec, Loratadin, Lisino, Terfenadin, Telfast, Zaditen, Allergodil)	anticholinerges Syndrom: ▪ heiß – trocken – rot ▪ Mydriasis ▪ Herzfrequenz ↑ ▪ Rhythmusstörungen ▪ verwirrt/vigilanzgemindert	▪ RR ↓ → 20 ml/kgKG NaCl 0,9 % ▪ Temperatur ↑ → Kühlen ▪ Krampfanfall → Midazolam
ADHS-Medikation (Ritalin, Methyl-phenidat)	sympathomimetisches Syndrom: ▪ Herzfrequenz ↑ ▪ RR ↑ ▪ Temperatur ↑ ▪ Krampfanfälle ▪ Mydriasis	▪ ruhige Atmosphäre ▪ agitiert → Midazolam ▪ Krampfanfall → Midazolam ▪ Temperatur ↑ → Kühlen

Substanz	Gefährliche Dosis/Symptome	Maßnahmen/Besonderheiten
SSRI-Antidepressiva (Fluoxetin, Sertralin, Paroxetin, Fluvoxamin, Citalopram)	Serotonin-Syndrom: • Verwirrung/Halluzinationen • Ataxie, Hyperreflexie, Schwitzen • RR ↑ • Herzfrequenz ↑ • Temperatur ↑	• ruhige Atmosphäre • agitiert → Midazolam • Krampfanfall → Midazolam • Temperatur ↑ → Kühlen
trizyklische Antidepressiva (Imipramin, Amitriptylin, Desipramin, Doxepin)	• anticholinerges Syndrom (s. o.) • + Rhythmusstörungen ↑ ↑ • + Temperatur ↑ ↑ • RR ↓	• immer O_2-Gabe • RR ↓ → 20 ml/kgKG NaCl 0,9 % • Temperatur ↑ → Kühlen • Krampfanfall → Midazolam
Eisen (Ferro...)	• > 40 mg/kgKG • viele Todesfälle beschrieben • meist initial nur Erbrechen	• keine Kohle • Giftnotruf → ggf. Magenspülung? • Antidot Deferoxamin 15 mg/kgKG/h
Alkohol (Ethanol) – „Alkopops"	• Übelkeit, Erbrechen • Ataxie, Koma	• Atemwegssicherung!!! • BZ ↓ ausschließen • Mischintoxikation möglich
Methanol, Ethylenglykol	• Übelkeit, Bauchschmerz • Krampfanfall, Koma	Antidot: Alkohol → 100 ml Wein/12 kgKG trinken lassen, wenn wach
Säuren und Laugen (Toilettenreiniger, Detergenzien, Geschirrspüler, Desinfektionsmittel, Nagellackentferner)	Ösophagusverätzung: • Speichel ↑ • Schluck- und Atemstörungen	• Wasser oder Milch trinken lassen • keine Kohle!! • Kortison umstritten
Schaumbilder (Spülmittel)	• Ersticken durch Schaum • sonst untoxisch	• sab simplex 10–30 ml • keine Kohle
Opioide (Heroin, Methadon, Valoron, Morphin, Codein)	Trias: • Bradypnoe • Miosis • Koma	• Atemwegssicherung • Naloxon 0,01 mg/kgKG

Substanz	Gefährliche Dosis/Symptome	Maßnahmen/Besonderheiten
Drogen (Ecstasy, Kokain, Ketamin, Amphetamin, Metamphetamin [„crystal speed"], LSD, PCP, Cannabis, Marihuana)	sympathomimetisches Syndrom: • Herzfrequenz ↑ • RR ↑ • Temperatur ↑ • Krampfanfälle • Mydriasis	• ruhige Atmosphäre • agitiert → Midazolam • Krampfanfall → Midazolam • Temperatur ↑ → Kühlen
Kohlenmonoxid (CO) (häufigste tödliche Vergiftung)	• verdrängt O_2 vom Hb • ZNS-Symptome • Säuglinge als erstes betroffen	• 100 % O_2-Gabe • Druckkammertherapie bei symptomatischen Kindern • Übersicht bei www.taucher.net

One pill can kill

Für Kinder bis zum Alter von ca. 3 Jahren sind einige Substanzen besonders toxisch. In diesen Fällen sofortiger Kontakt zur Giftnotrufzentrale, Maßnahmen nach deren Vorgabe: evtl. Auslösen von Erbrechen (nur wenn Kind bei Bewusstsein ist!), Aktivkohlegabe und umgehender Transport in die nächste Klinik.

Hochtoxische Substanzen für Kinder < 3 Jahren.

Wirkstoff	Handelsname
Campherbaumöl	Cystium wern Lösung
Chloroquin	Resochin (Antimalariamittel)
Clonidin	Catapresan (Antihypertonikum)
Imipramin	Imipramin-neuraxpharm, Pryleugan, Tofranil (Psychopharmaka)
Lindan	Delitex, Jacutin (Antiparasitikum gegen Kopf-, Filz- und Körperläuse)
Propranolol	Dociton, Propra-ratiopharm (Betablocker)
Theophyllin	Euphyllin (Antiasthmatikum, Bronchodilatator)
Verapamil	Isoptin (Antiarrhythmikum)

die toxische Dosis ist von Alter und Gewicht abhängig, deshalb möglichst genaue Angaben an Giftnotrufzentrale machen!

Intoxikation mit Pflanzen

> Stets die Pflanzen(teile) asservieren zur Identifizierung.

- ungiftige Pflanzen
  - Früchte: Berberitze, Blutpflaume, Felsenbirne, Feuerdorn, Fuchsie, Hartriegel-Arten, Judenkirsche, Kornelkirsche, Mahonie, Mistel, Rotdorn, Weißdorn, Zierapfel, Zierkirsche, Zierquitte
  - Blüten oder Blätter: Deutzie, Flieder, Forsythie, Gänseblümchen, Geranie, Grünlilie, Hibiskus, Löwenzahn, Rosen, Stiefmütterchen, Veilchen
- wenig giftige Pflanzen
  - Früchte: Eberesche/Vogelbeere, Edelwicke, Eicheln, Geißblatt-Arten/Heckenkirsche, Liguster, Schneeballarten, Schneebeere, Staudenwicke, Stechpalme, Rosskastanie, Traubenholunder, Zwergmispel (Cotoneaster)
- giftige Pflanzen
  - Aronstab, Christrose, Efeu, Eibe, Fingerhut (Blätter und Samen!!), Gartenbohne (roh), Goldregen (Schoten und Samen), Lebensbaum, Maiglöckchen, Nachtschatten, Oleander, Pfaffenhütchen, Rhododendron-Arten, Sadebaum, Wolfsmilcharten
- hochgiftige Pflanzen
  - Bilsenkraut, Eisenhut, Engelstrompete, Gefleckter Schierling, Herbstzeitlose (Colchicum), Knollenblätterpilz, Seidelbast-Arten, Stechapfel, Tollkirsche (Atropa belladonna), Wasserschierling, Wunderbaum

4.26 Zahnschäden

Das Milchzahngebiss entwickelt sich vom 6. Monat bis 3. Lebensjahr, das bleibende Gebiss zwischen dem 5. und 16. Lebensjahr. Neben dem Blick in den Mund sollten immer auch die Kiefergelenke und die Sensibilität im Gesicht geprüft werden.
Akute Zahnschäden sind zumeist durch Stürze ausgelöst:
- Fraktur 1°: nur Zahnschmelz abgesplittert → meist keine Therapie
- Fraktur 2°: Offenlegung des Dentins → baldige zahnärztliche Behandlung
- Fraktur 3°: Offenlegung der Pulpa → baldige zahnärztliche Behandlung
- Luxation eines Milchzahns → kein Reimplantationsversuch, sonst Zahnleistenschaden
- Luxation eines bleibenden Zahns → binnen 30 Minuten zum Zahnarzt; falls kein Spezialmedium verfügbar: Zahn in steriler Kochsalzlösung (z. B. 20-ml-Spritze mit Verschlussstopfen als Transportgefäß nutzen), notfalls in Milch oder eigenem Speichel aufbewahren

Traumatische Zahnschäden sollten einer raschen zahnärztlichen Kontrolle zugeführt werden, da neben dem einzelnen Zahn auch Verletzungen des Kiefers/Zahnhalteapparates oder der bleibenden Zähne vorliegen können.

5   Notfälle beim vorerkrankten Kind

Aufgrund der Zunahme häuslicher Versorgung schwerkranker Kinder kommt der Notarzt zusehends öfter in Kontakt zu Kindern mit schwersten chronischen Erkrankungen. Zahlenmäßig im Vordergrund stehen Kinder mit Herzfehlern, aber auch Kinder mit Down-Syndrom, Mukoviszidose, ADHS oder Blutungsstörungen bieten wiederkehrende Anlässe für Notfalleinsätze.

5.1   Herzfehler/Herzerkrankungen

Etwa jedes 100. Kind kommt mit einem Herzfehler zur Welt, Fortschritte der Pädiatrie und Kinderchirurgie lassen immer mehr von ihnen das Erwachsenenalter erreichen. So gibt es einen jährlichen Zuwachs von etwa 6000 Betroffenen allein mit angeborenen Herzfehlern. Nur wenige Herzfehler sind vollständig korrigierbar, insbesondere Shuntvitien (ASD, VSD, Botalli, Thoraxnarbe?). Kinder mit Herzfehlern haben wegen der Polyzythämie ein hohes Risiko von Thrombosen und Schlaganfällen, oft sind komplexe Fehlbildungen assoziiert.

Herzfehler mit Shunt

- nach frühem Verschluss keine Spätkomplikationen
- bei Defekten (ASD, VSD) und Gefäßkurzschlüssen (aortopulmonales Fenster, persistierender Botalli, AV-Kanal) normalerweise
  - Links-rechts-Shunt
  - → Volumenbelastung und pulmonale Hypertonie
  - Shuntumkehr (rechts → links) bei pulmonalem Hypertonus (z. B. bei Asthmaanfall, Husten)
- Merkmale/Besonderheiten
  - zentrale Zyanose
  - **Cave:** Luftembolie ist fatal → auch kleinste Luftmengen können Apoplex auslösen (Spritzen/Infusionen sorgfältig entlüften)
  - Gefahr: Rechtsherzversagen
- Therapiehinweise
  - Husten vermeiden
  - Bronchospasmus konsequent behandeln
  - peripheren Widerstand senken
  - hohe Beatmungsdrücke vermeiden, möglichst keine Beatmung
  - Stress vermeiden (Analgosedierung)
  - SO_2 von 85–95 ist normal!

Shuntthrombose

- Säuglinge, die von der Kurzschlussdurchblutung abhängen, sind bei einem plötzlichen Verschluss vital bedroht.
- Therapiehinweise
  - vorsichtig Volumen geben
  - Inotropika (z. B. Adrenalin 1:100.000)
  - optimierte Beatmung

Klappenstenosen

- Verengung der Ausflussbahn ist sowohl im pulmonalen (z. B. Pulmonalklappen-stenose) als auch im großen Kreislauf (z. B. Aortenisthmusstenose) möglich
- Merkmale/Besonderheiten
  - Stenosen → Ventrikeldruck ↑ → Sauerstoffbedarf ↑ und Aortendruck ↓ → Sauer-stoffangebot ↓
  - → koronare Minderperfusion → Rhythmusstörungen, schwierig zu reanimieren
- Therapiehinweise
  - Stress vermeiden
  - Inotropika/Tachykardie eher ungünstig
  - Volumen eher günstig
  - **Cave:** Lungenödem, Schock, Synkope

Klappeninsuffizienz

- sowohl Aorten- als auch Pulmonalklappeninsuffizienz sind Raritäten
- Merkmale/Besonderheiten
  - Volumenbelastung des betroffenen Ventrikels
- Therapiehinweise
  - Bradykardie und Volumen eher ungünstig
  - Inotropika (Adrenalin) und milde Tachykardie eher günstig

Transposition der großen Arterien

- Shuntkreislauf ist überlebenswichtig
- Korrektur durch „Switch-OP": Arterien werden getauscht, dabei wird der rechte Ventrikel zum linken
- Merkmale/Besonderheiten
  - bei einer gleichmäßigen Verteilung des Blutflusses liegt die SO_2 bei 80 %
  - größte Gefahr: muskelschwacher rechter Ventrikel versagt
  - Arrhythmien häufig und ernsthaftes Warnsignal

Fallot-Tetralogie

- 1. Pulmonalstenose, 2. Ventrikelseptumdefekt (VSD), 3. Dextroposition der Aorta mit Überreiten des VSD, 4. Rechtsherzhypertrophie
- Merkmale/Besonderheiten
  - Fallot-Krise durch Hypovolämie, Stress und Schmerzreize, Abfall des systemischen Gefäßwiderstandes
  - nach Korrektur oft Rechtsherzversagen, maligne Arrhythmien
- Therapiehinweise
  - O_2-Gabe
  - Volumengabe
  - Anheben des systemischen Widerstandes durch Abdomenkompression, Beine anwinkeln (Hockstellung)
  - Esmolol (Frequenzsenkung)
  - ggf. Noradrenalin

- Narkosemedikament der Wahl: S-Ketamin
- Adrenalin kontraindiziert, da die Pulmonalstenose zunimmt
- Therapie des Rechtsherzversagens
  - SO_2 ↓ vermeiden, außerdem keine Hypothermie, keine Hyperkapnie, keine Azidose, keine Tachykardie, keine Hypotonie
  - Beatmung vermeiden, wenn doch notwendig, ausreichende Narkose mit Ketamin/Midazolam; kein Propofol

Fontan-Zirkulation

- Fontan-Operation
  - Indikation: verschiedene Herzfehler mit nur einer funktionierenden Herzkammer
  - Prinzip: ein funktioneller Ventrikel versorgt den Körperkreislauf, ein Kurzschluss von V. cava zu A. pulmonalis führt zu einer passiven Durchblutung der Lunge durch den zentralvenösen Druck
- Merkmale/Besonderheiten
  - Druck im kleinen Kreislauf ↑ → SO_2 ↓ und Kreislaufversagen
- Therapiehinweise
  - Sauerstoff geben
  - Hyperkapnie vermeiden
  - Spontanatmung ist von Vorteil

Trisomie 21, Down-Syndrom

- Merkmale/Besonderheiten
  - oft erhebliche Bradykardien
  - Atrioventrikularkanal (AV-Kanal)
  - atlantookzipitale Subluxation
    (**Cave:** HWS-Bewegungen! → HWS-Immobilisierung)

Kawasaki-Syndrom

- Vaskulitis unklarer Ursache
- Hauptursache erworbener Herzerkrankungen bei Kindern (z. B. Herzinfarkt)
- in Japan sind 3 von 10.000 Kindern betroffen, bei uns ca. 10-mal selteneres Vorkommen
- Merkmale/Besonderheiten
  - Kinder < 5 Jahre, Akutsymptome wie bei einem Herzinfarkt
  - typisches Fieber > 5 Tage
  - 4 der folgenden Symptome: gerötete Augen, orale Erytheme, zervikale LK ↑, Ausschlag, Hand/Fußschwellung, lackrote Lippen
- Therapiehinweise
  - Abklärung in Klinik
  - 25 mg/kgKG Azetylsalizylsäure (einzige Indikation bei Kindern!)
  - Therapie der Herzinsuffizienz

5.2 Weitere Erkrankungen

Blutungsstörungen – Hämophilie (Bluterkrankheit)

- Am häufigsten sind bei uns der Mangel an Gerinnungsfaktor VIII (Hämophilie A, 85 %), Faktor IX (Hämophilie B) und das Von-Willebrand-Syndrom.
- Je größer der Mangel am entsprechenden Faktor, desto größer die Gefahr (spontaner) Blutungen.
- Daneben gibt es zahlreiche Störungen bei der Thrombozytenzahl oder -funktion (autoimmun, hämolytisch urämisches Syndrom, Purpura Schoenlein-Henoch).
- Merkmale/Besonderheiten:
  - Der Notarzt kann zu Blutungskomplikationen gerufen werden.
- Therapiehinweise
  - außerklinisch symptomatische Therapie, d. h.
  - ABC inkl. Blutstillung durch Kompression
  - ggf. Volumengabe (s. Schock, S. 142)
  - „minimal handling" wegen der Gefahr der Hirnblutung (ggf. leicht sedieren, Oberkörper 30° hochlagern)

Sichelzellkrankheit

- autosomal-rezessiv vererbte Erkrankung mit Deformierung der Erythrozyten bei Hypoxie/Kälte mit der Folge von Hämolyse, Infektanfälligkeit und Gefäßverschlüssen → Schäden an allen Organen
- häufigste Einzelursache des kindlichen Schlaganfalls
- Mischform (gesundes und krankes Gen) bietet relativen Malariaschutz, daher sind insbesondere Personen aus dem Mittelmeerraum, mittleren Osten und Afrika betroffen
- Merkmale/Besonderheiten (nur bei der homozygoten Form, Mischform = „gesund")
  - Schmerzkrisen (vor allem Hand/Fuß)
  - gehäufte Pneumonien, Blässe
  - akutes Thoraxsyndrom (Fettembolie aus dem Knochenmark → SO_2 ↓)
  - Milzsequestration (fast das ganze Blutvolumen kann in der Milz versacken ↑ starke Milzschwellung/akutes Abdomen)
  - neurologische Symptome bei Schlaganfall
- Therapiehinweise
  - Sauerstoffgabe
  - guter Wärmeerhalt
  - Schmerztherapie: bei Opiatgabe streng eine Hypoventilation/Hypoxie vermeiden
  - Volumen vorsichtig und nur im Schock
  - raschestmöglich ins Krankenhaus, nur schnelle Transfusion ist lebensrettend

Malaria

- Fast eine Millionen Kleinkinder sterben jährlich an Malaria, in Deutschland nur nach Fernreisen und bei Immigranten
- Merkmale/Besonderheiten
  - Fieber nach Tropenaufenthalt (Inkubationszeit 5 Tage bis zu einem Jahr!)
  - unspezifische Symptome gastrointestinal – respiratorisch
  - unzureichende Vorsichtsmaßnahmen (Bettnetze, lange Beinkleider, Repellents)
  - Schock – Lungenödem – Hypoglykämie

Mukoviszidose (zystische Fibrose)

- rezessiv vererbte Erkrankung der exokrinen Drüsen verschiedenster Organsysteme mit konsekutiver Erhöhung der Viskosität von Körpersekreten
- zunehmendes Lungenversagen im Vordergrund (ist für 90 % der Mortalität verantwortlich, Häufigkeit 1 : 2000)
- Merkmale/Besonderheiten
  - Risiko Hyperthermie: reduziertes Durstempfinden/verringerte Schweißproduktion
  - erhöhte Natriumverluste im Sommer
  - Komplikationen: Infekte, Diabetes, Darmverschluss, Lungenversagen, Pneumothorax

ADHS (Aufmerksamkeitsdefizit-/Hyperaktivitätsstörung)

- den Statistiken nach jedes 4. Kind betroffen
- rettungsdienstlich oft sehr agitierte Kinder
- Merkmale/Besonderheiten
  - häufige Medikation mit Methylphenidat (Ritalin) oder Amphetaminpräparaten (Dexedrine, Adderall, …)
  - dadurch Risiko psychotischer Nebenwirkungen und Reduzierung der Krampfschwelle
- Therapiehinweise
  - notfalltherapeutisch ist diese Medikation wenig von Belang, im Unruhezustand können übliche Medikamente verabreicht werden (z. B. Midazolam)

5.3 Syndrome mit Intubationsschwierigkeiten

Grundsätzlich sind Kinder leichter zu intubieren als Erwachsene (außer Säuglinge). Vorsicht ist geboten bei:
- Mikrognathie (Unterkiefer ↓)
- Makroglossie (Zungenvergrößerung)
- vorstehenden Zähnen
- schmalem Mund
- schlechter Kopfbeweglichkeit
- Heiserkeit/Stridor
- Verbrennungen (perioralen)
- Gesichtsverletzungen
- Fremdkörpern
- folgenden Syndromen: Pierre-Robin, Goldenhar, Treacher-Collins, Cornelia de Lange, Nager, Stickler, Mukopolysaccharidosen/Pfaundler-Hurler, Wiedemann-Beckwith, Klippel-Feil, Zwergenwuchs, Gesichtsfehlbildungen (Unterkieferhypoplasie), Gaumenspalten

Besser „die Klinik lebend ohne Tubus erreichen"; sonst auch an Alternativen denken (Larynxmaske, Larynxtubus, Koniotomie bei kleinen Kindern nur für „echte Helden" möglich).

5.4 Tracheostoma

Zunehmend wird der Rettungsdienst auch mit tracheotomierten Kindern konfrontiert.
- Hauptgründe: Atemversagen bei bronchopulmonaler Dysplasie, Atemwegsdeformationen, neuromuskuläre Krankheiten, schwere Hirnschäden
- Hauptprobleme:
  - Tubusobstruktion/Dislokation: Im Notfall Absaugversuch, sonst direkt mit altersgerechtem Endotrachealtubus via Tracheostoma intubieren (evtl. erleichtert durch Führungsstab) (Größe in mm = Alter/4 + 4); bei Schwierigkeiten dünneren Tubus verwenden, notfalls Stoma zuhalten und Beutel-Maske beatmen oder intubieren (**Cave:** oft sehr schwierig)
  - Pneumonie oder andere Atemwegsinfektionen
  - Asthma
  - Blutungen (durch Granulome, Infektionen, Erosionen): Absaugen, bei starken Blutungen Versuch der Blutstillung mit geblocktem Tubus

5.5 Shuntverschluss (ventrikuloperitoneal)

Im Rahmen von Fehlbildungen oder erworbenen Liquorabflussstörungen kann der sich entwickelnde Liquorhochdruck einen Hydrozephalus (Wasserkopf) mit schwersten Hirnschäden bewirken. Ein Shunt dient dem Abfluss von Liquor aus dem Hirnventrikel über ein Reservoir zum Peritoneum . Im ersten Jahr kommt es in bis zu 40 % zu Notfällen.

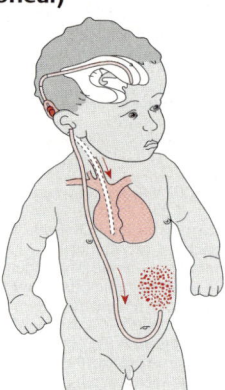

- Shuntverschluss → Hirndruck ↑ → Kopfschmerz, Erbrechen, Vigilanzminderung
  - früh: Unfähigkeit nach oben zu gucken (Hirnnerv III)
  - Shuntreservoir hinter rechtem Ohr eindrückbar? balloniert?
  - bedrohliche Hirndruckzeichen (Pupillenstörungen, Atemstörungen, Koma) → Hyperhaes 4 ml/kgKG, Intubation bei GCS ≤ 8 und moderate Hyperventilation, manche Shunts lassen sich punktieren
- Shuntverschluss + Fieber → Shuntinfektion bis zum Beweis des Gegenteils

6   Besonderheiten

6.1   Recht und Patientensicherheit

Gerade die pädiatrische Notfallmedizin prädisponiert zu ärztlichen Behandlungsfehlern. Ursachen sind Zeitdruck, unvollständige Anamneseerhebung, Arbeit zu Unzeiten und unter erheblichem Stress, Rechenfehler bei der Medikation (oft um den Faktor 10 wegen eines Kommafehlers!), wenig Erfahrung des Arztes, technische Schwierigkeiten (z. B. Venenpunktion), unbekanntes, oft kinderunerfahrenes Team, juristische Risiken (häufiger Einsatz nicht zugelassener Medikamente).

> Medikationsfehler bei Kindern sind die häufigsten Behandlungsfehler: immer überlegen, ob wirklich eine Medikamentengabe sofort notwendig ist und immer die Dosis nachrechnen!

Behandlungsfehler sind in kaum einem Bereich so kostenintensiv wie in der Behandlung von Neugeborenen und Kindern. Grundsätzlich gilt: Die notwendige und kunstgerechte ärztliche Behandlung, in die der mündige Patient bzw. sein rechtlicher Vertreter wirksam eingewilligt hat, ist rechtmäßig, mag sie auch misslingen.

Rechtsprechung

Bei jedem Behandlungsfehler drohen neben der zivilrechtlichen Schadenersatzleistung auch strafrechtliche (Körperverletzung) und berufsrechtliche Konsequenzen (Berufsverbot). Wegen eines Todesfalls bei versehentlicher Gabe von 500 ml Glukose 40 % wurde kürzlich eine Ärztin zu einer Haftstrafe ohne Bewährung verurteilt → solche Infusionsflaschen haben im Zugriffsbereich des Notfallmediziners nichts zu suchen. Dabei kann man als Arzt Sorgfaltspflichtverletzungen durch fehlerhafte Maßnahmen, aber auch durch das Unterlassen dringend gebotener Maßnahmen begehen. Dem Notarzt obliegt im Rahmen seiner sog. Garantenstellung mitunter eine Handlungspflicht.

Im Strafrecht ist der Fehler dem Arzt nachzuweisen, er darf sich auf das Zeugnisverweigerungsrecht berufen. Dagegen greifen im **zivilrechtlichen** Schadenersatzverfahren viele Beweiserleichterungen zugunsten des Patienten bis hin zur Beweislastumkehr bei groben Behandlungsfehlern (z. B. fatale Ampullenverwechslung – immer zeigen lassen!), unterlassener Befunderhebung (z. B. Diagnosestellung ohne Untersuchung!), mangelhafter Dokumentation, Medizintechnikfehlern (Verbrennung durch Wärmflasche), Transport- und Lagerungsschäden (Armlähmung bei zu langer stabiler Seitenlage).

Haftpflicht

Für eine Haftung müssen alle 3 Voraussetzungen erfüllt sein:
- Es liegt eine schuldhafte Fehlleistung des Arztes vor.
- Das Kind hat einen auf der Behandlung beruhenden Schaden erlitten.
- Der Schaden des Kindes beruht ursächlich auf der ärztlichen Fehlleistung.

In Ländern, in denen der Rettungsdienst hoheitlich organisiert ist (z. B. NRW, Bayern) ist der Notarzt einem Beamten gleichgestellt, hier gilt die **Amtshaftung**. Solange der Notarzt nicht absichtlich (Vorsatz) oder grob fahrlässig handelt, haftet die öffentliche

Hand. Dies ist bei Fragen der Haftpflichtversicherung von erheblicher Bedeutung. Der Haftpflichtschutz dürfte in anderen Bundesländern, insbesondere bei freiberuflicher Notarzttätigkeit (Aushilfe in einem anderen Krankenhaus), oft nicht bestehen.

> Häufigste Haftpflichtfälle Kindernotfall: übersehene Meningitis, Appendizitis, Fraktur oder Hodentorsion.

Organisations- und Übernahmeverschulden

Auch dem Träger des Rettungsdienstes können gleiche Rechtsfolgen treffen durch das sog. **Organisationsverschulden** (Einsatz nicht ausreichend qualifizierter Ärzte, unzureichende Ausrüstung der Rettungsfahrzeuge, z. B. Fehlen der Kapnometrie entgegen der DIN-Vorschrift), den Notarzt, der um die Missstände weiß, trifft der Vorwurf des **Übernahmeverschuldens**.

Medizinproduktgesetz

Die jüngeren Regelungen des Medizinproduktgesetzes haben neue Pflichten definiert: Rettungsdienstpersonal muss auf die regelmäßig zu überprüfenden Geräte ordnungsgemäß eingewiesen sein. Ein Riesenfallstrick ist hier die „eilige Verlegung eines kritisch kranken Kindes": Es laufen Spritzenpumpen, die man noch nie gesehen hat; wenn diese beim Transport falsch bedient werden und es passiert etwas … (→ eingewiesene Intensivschwester mitnehmen). Der Notarzt darf bei einer Verlegung auf eine korrekt laufende Initialtherapie vertrauen (Vertrauensgrundsatz).

Facharztstandard

Eine besondere Problematik stellt der sog. Facharztstandard dar: Ein Patient hat das Recht, entsprechend diesem Standard behandelt zu werden. So wird man für die Narkose im Notarztdienst die Messlatte dann entsprechend der Versorgung durch einen routinierten Narkosearzt fordern. Dies kann natürlich nicht für die Notfallnarkose etwa bei SHT und Koma gelten, demgegenüber wird dieser Standard bei Verlegungsfahrten und bei „Elektiveingriffen" (verschiebbare Maßnahme) einzuhalten sein.

Aufklärung/Einwilligung/Schweigepflicht

Mutmaßliches Einverständnis

An die Einwilligung in einen Eingriff wird in der Notfallmedizin kein hoher Anspruch definiert; ist das Kind komatös, handelt der Arzt nach seinem „mutmaßlichen Lebenswillen". Bei Bewusstlosen oder Kindern ohne erreichbare Erziehungsberechtigte bei dringend gebotenen Eingriffen darf das mutmaßliche Einverständnis angenommen werden.

Einwilligung Jugendlicher

Aufklärung und rechtswirksame Einwilligung sind bei Jugendlichen in einem Grenzbereich zwischen 14 und 18 Jahren zunehmend möglich. Dabei zielt die Rechtsprechung auf die Eingriffsschwere ab, je kleiner der Eingriff und je reifer der Jugendliche, desto eher ist er selbstbestimmungs- und damit einwilligungsfähig (im Notarzteinsatzprotokoll dokumentieren: „Jugendlicher wirkt reif, einwilligungsfähig"). Mit zunehmender Selbstbestimmungsfähigkeit wirkt auch die Schweigepflicht gegenüber den Eltern. Grundsätzlich steht diese aber bei offensichtlichen Fehlentscheidungen des Jugendlichen der Aufklärung der Eltern nach: Eine junge Frau hatte die Behandlung und Information der Eltern bei rupturierter Extrauteringravidität verweigert. Sie verblutete, der Arzt wurde vom Bundesgerichtshof verurteilt, hier hätte er die Schweigepflicht brechen müssen.

Patientenverfügung

In palliativer (leidenslindernder) Betreuung haben auch Kinder eine sogenannte Patientenverfügung. Hier wird detailliert beschrieben, welche Notfallmaßnahmen abgelehnt werden. Steht diese im Einvernehmen mit den Eltern, so ist sie unbedingt zu beachten. Im Zweifel sollte umgehend Kontakt zum betreuenden Palliativteam (Notrufnummer müsste dort vermerkt sein) gesucht werden.

Sicherheitskultur im Notarztdienst

Dokumentation

Sorgfältige Dokumentation jedes Einsatzes, verschreibt man sich, den Fehler einfach durchstreichen und die Änderung mit Namenszeichen und Datum abzeichnen.

Gefährliche Medikamente

Gefährliche, wenig gebräuchliche Medikamente sollten mit Tesafilm festgeklebt werden oder ganz aus dem Notfallzugriff verschwinden (z. B. Glukose 10 % 500 ml oder Dopamin 5-ml-Ampulle, Bikarbonat 250-ml-Flasche in den „Toxkoffer", Midazolam 15-mg-Amp., Atropin-100-mg-Amp., Ketanest-100-mg Amp.). Kleineren Kindern sollten niemals 500-ml-Infusionsflaschen angehängt werden, denn diese könnten durch unkontrolliertes Einlaufen zum Herzversagen führen.

> Notwendige Medikation auf einem Zettel nachrechnen.

Vorgehen nach einem Fehler

Ist ein Fehler passiert, sollte man das Gespräch suchen und sich entschuldigen. Das ist kein Schuldanerkenntnis und man verliert bei Tatsachenschilderung auch nicht den Haftpflichtversicherungsschutz (verboten ist zu sagen „Ich bin schuld und meine Versicherung wird alles ersetzen.").

6.2   Kindesmisshandlung

Syn.: nicht akzidentelles Trauma, „battered child syndrome"

> Kinder haben ein Recht auf gewaltfreie Erziehung. Körperliche Bestrafungen, seelische Verletzungen und andere einwirkende Maßnahmen sind unzulässig [BGB § 1631].

Kindesmisshandlung ist die „Kinderpest des 21. Jahrhunderts", die Inzidenz hat sich in den letzten 20 Jahren verdoppelt. 2,5 % der Kinder – mit steigender Inzidenz – sind betroffen, 20 % der erwachsenen Frauen berichten von sexuellem Missbrauch in der Kindheit.

Definition

Kindesmisshandlung ist die nicht zufällige körperliche oder seelische Schädigung eines Kindes, die zu Verletzungen, Entwicklungshemmungen oder zum Tod führen kann. Unterschieden werden die körperliche oder seelische Misshandlung, sexueller Missbrauch und die Vernachlässigung. Täter sind meist Familienangehörige, es handelt sich fast immer um ein Wiederholungsdelikt.

Misshandlung

Symptome

DD: akzidentelles Trauma (Korrelieren glaubhafter Angaben mit dem Verletzungsbild), Gerinnungsstörungen, Hautkrankheiten, kongenitale Hautveränderungen

Therapeutische Maßnahmen

Der Notarzt hat die einmalige Chance, das Kind aus dem Teufelskreis der Gewalt herauszunehmen. Entscheidend ist der Mut zum Verdacht und zum ersten protektiven Schritt, ohne gleich hinter jedem Knochenbruch eine Kindesmisshandlung zu vermuten.

> Der Notarzt kann das Problem nicht lösen, daher sollte er grundsätzlich die Eltern nicht mit dem Verdacht konfrontieren, dies ist Aufgabe der Klinik.

- Behandlung des jeweiligen Krankheitsbildes (z. B. Polytrauma [S. 145], SHT [S. 146], WS-Verletzung [S. 155])
- bereits bei Verdacht immer stationär einweisen, auch wenn das organmedizinisch nicht notwendig erscheint (den Eltern mitteilen, man habe im EKG eine Rhythmusstörung entdeckt, diese müsste umgehend abgeklärt werden …)
- bei dringendem Verdacht auf eine Kindsgefährdung Kind auch gegen den Willen der Eltern in Obhut nehmen
- das Kind entscheidet, wer bei der Untersuchung anwesend sein soll
- in der Akutsituation das Kind nicht befragen ("War Papa das?")
- dem Kind jeden Untersuchungsschritt erläutern
- erläutern, dass auch andere Kinder das erlebt haben und ihnen gut geholfen werden konnte
- Fotodokumentation mit Maßstab (notfalls eine Münze danebenlegen)

Weitere wichtige notärztliche Gesichtspunkte

- Professionelle des Gesundheitssystems haben eine Schlüsselrolle in der Erkennung, Behandlung und Weitervermittlung von Misshandlungsfällen an die zuständigen Ämter [WHO]. Das gilt besonders für den Notarzt.
- Das Jugendamt/im Notfall die Polizei können die Inobhutnahme (§ 42 SGB VII) oder Herausnahme (§ 43) des Kindes aus der Familie anordnen.
- Hilfe geht vor Strafe!
- Bei nachgewiesener Misshandlung besteht eine Mitwirkungspflicht des Jugendamtes.

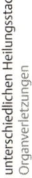

● empirisch misshandlungsverdächtige Hämatome

● verdächtig sind mehrere Frakturen in unterschiedlichen Heilungsstadien

○ Organverletzungen

• Mastoid
• Hals
• Nacken

• Wirbelkörperfraktur durch Wegwerfen des Kindes
• HWS-Schleudertrauma (z.B. durch Ohrfeige)

• Handrücken
• Thorax
• Rücken
• Gesäß
• Genital
• dorsaler Oberschenkel

• Wangen
• Oberlippe
• Lippenbändchen (Zwangsfüttern)
• Ohren
• Kiefernwinkel

• Schulter
• Oberarme symmetrisch
• Beugeseiten der Extremitäten (Abwehrverletzungen)

• linker Leberlappen
• Duodenum/Jejunum (Unfall: Milzruptur, Nierenläsion)
• Einriss des Hymens (> 5 mm)
• klaffende Vulva/Analring/
• Fissuren (jegliche Verletzung)
• retinale Einblutungen sind hochverdächtig auf ein Schütteltrauma

• Rippenserienfrakturen
• Sternumfraktur
• Skapulafraktur

• Beckenfraktur
• Extremitätenfrakturen bevor Kinder laufen können
• epi-/,etaphysäre Eckfrakturen

jede Lokalisation verdächtig:
• Abdrücke von Händen, Doppelstriemen, Würgemale, Bissmarken
• punktförmige (Zigarette: 8 mm) oder geformte Verbrennungen
• scharf begrenzte strumpf-/handschuhförmige Verbrühungen (Eintauchen in heiße Flüssigkeiten) (Unfall: inhomogene Spritz- und Tropfmuster)
• symmetrische Verletzungen (Rippenbrüche, Oberarmhämatome …)
• beim Säugling jede Verletzung („babys that don't cruise don't bruise")

unpassende, unpräzise, vage, wechselnde oder fehlende Erklärungen:
• schwerwiegende Verletzungen angeblich durch Geschwisterkinder, Sturz vom Wickeltisch, Stoß an der Tischkante, „tollpatschiges Kind":
• „geringe Kräfte verursachen keine schweren Verletzungen"
• intrakranielle Blutungen bei Wickeltischsturz = Rarität
• zufällig entdeckte Verletzung
• verzögerter Arztbesuch
• Verwahrlosung
• Substanzabusus bei den Eltern
• Nebeneinander alter und neuer Verletzungen (Cave: Hämatomfarbe blau-violett-rot = unspezifisch, nur gelb heißt: älter als 18 Stunden)

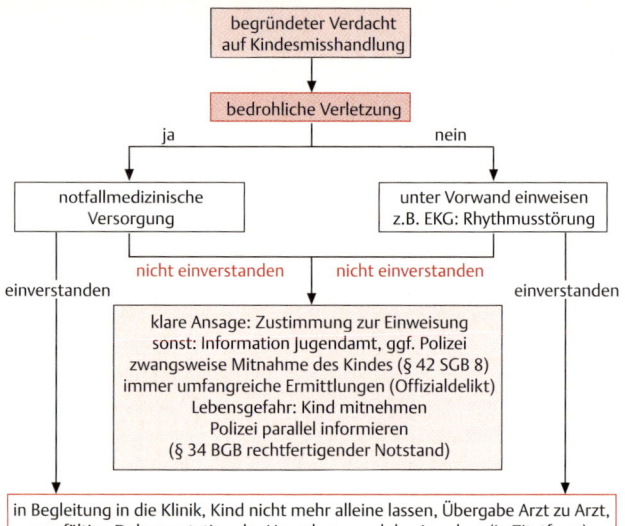

(nach Thöns, Müller und Herrmann. Der Hausarzt 2009)

- Die Schweigepflicht (§ 203 StGB) darf im begründeten Verdachtsfall für eine Einschaltung der Polizei/Jugendamt gebrochen werden, es besteht ein Anzeigerecht (§ 43 StGB), keine Anzeigepflicht (§ 138 StGB).
- Da es sich um ein Offizialdelikt handelt, kann eine Strafanzeige nicht zurückgezogen werden – wurde die Polizei informiert, muss sie ermitteln. Strafanzeige also nur im Ausnahmefall (lebensbedrohliche Verletzung, Gefahr für Geschwisterkinder, sexueller Missbrauch), besser das Jugendamt informieren.
- Der Notarzt befindet sich in der Garantenposition (§ 13 StGB): Er hat die Pflicht, weitere Schritte einzuleiten, um das Kind vor weiteren Schäden zu bewahren.
- Kinder sind seelisch traumatisiert: „Da meine Eltern nicht schlecht sein können, muss ich schlecht sein" – damit entstehen stets Schuldgefühle, Selbstzweifel und selbstzerstörerische Tendenzen. Dies kann man sogar anhand struktureller Hirnveränderungen bildgebend darstellen.

! Infos: www.kindesmisshandlung.de, www.dggkv.de

Sonderform: Münchhausen-by-proxy-Syndrom

Vortäuschen und Produzieren von Symptomen beim Kind zur Erlangung medizinischer Zuwendung.

Sonderform: Schütteltrauma

Syn.: „shaken baby", „shaken infant syndrome", „shake impact trauma", „shake slam trauma", nicht akzidentelle Kopfverletzung

Häufigkeit

Es wird eine hohe Dunkelziffer angenommen, gehäuft kommen Schütteltraumen in der „Hauptschreiphase", also den ersten 6 Monaten, vor.

> Häufung im ersten Lebensjahr, in zweitem Lebenshalbjahr sogar zweithäufigste Todesursache.

Entstehung

„Schütteln" ist eher verharmlosend, die Kinder werden auf das gröbste hin- und hergeschleudert, etwa 30-mal in 5–10 Sekunden, oft bis zum Eintritt der Bewusstlosigkeit. Beim Schütteln wird der Kopf des Säuglings unzureichend gehalten, durch die groben Scherkräfte kommt es zum Einriss von Brückenvenen (Subduralhämatom) und zu diffusen Hirnsubstanzschäden, insbesondere auch am zervikomedullären Übergang (ist auch bei größeren Kindern, selbst bei Erwachsenen, möglich).

Symptome

- gesamte Bandbreite neurologischer Störungen: Erbrechen, Bewusstseinsstörungen, Krampfanfälle, schrilles Schreien, Trinkschwäche, Pupillendifferenz, Apnoen, vorgewölbte Fontanelle, …
- symptomfreies Intervall ist eher selten

Diagnostik

- Griffhämatome an Oberarmen oder Thorax (evtl. symmetrische Rippenbrüche) können die einzigen wegweisenden Zeichen sein.
- Wichtigstes diagnostisches Zeichen sind retinale Einblutungen (→ Augenhintergrund spiegeln, fast beweisend, da selbst bei schweren Unfallverletzungen Rarität).
- Ein tödliches Schütteltrauma ist auch im Rahmen einer sorgfältigen Leichenschau nicht nachweisbar – daher stets unklare Todesursache bei Säuglingen/Kleinkindern.

> 33 % sterben, 66 % der Überlebenden haben schwere neurologische Störungen, leichtere Formen können später zu Entwicklungsverzögerungen oder Behinderungen unklarer Genese führen.

Therapeutische Maßnahmen

- immer Einweisung (s. o.), notfalls mit Zwang
- gute Dokumentation der Umgebungsbedingungen
- s. SHT S. 148, s. Wirbelsäulenverletzung S. 156

Vernachlässigung

Vernachlässigung ist die häufigste Form der Kindesmisshandlung. Der Notarzt hat die Chance, die häusliche Situation beurteilen zu können, ohne dass die Erziehungsberechtigten sich darauf vorbereiten konnten:
- Gibt es Zeichen der Verwahrlosung, Vernachlässigung, mangelnden Beaufsichtigung?
- Auffälliges Verhalten von Kindern bei Vernachlässigung:
    - übermäßiges Klammern (Kind gerät in Panik bei Trennung von der Bezugsperson)
    - undifferenziertes Nähesuchen zu Fremden (Kind sucht Körperkontakt zu Fremden, hat keine erkennbare Bindungsperson)
    - aggressives Verhalten (Angst wird durch Angriff; nicht durch Nähesuchen beantwortet)
    - Selbstverletzungen

Infos: www.dontshake.com, www.shakenbaby.com, www.kinderschutzbund-sh. de, www.dggkv.de, www.kindesmisshandlung.de

Kindstötung

In den USA sterben 80 % der getöteten Kleinkinder an Misshandlung, überwiegend hatten die toten Kinder Zeichen früherer Kindesmisshandlungen. Täter von Kindstötungen sind zu je 30 % Vater und Mutter. Mehrheitlich hatten die Täter zuvor Warnsignale gegeben (z. B. quälende Zwangsvorstellungen, dem Kind etwas antun zu müssen …, psychotische Gedanken „Dein Kind ist der Satan" …). Denkt der Notarzt an solche Zusammenhänge, fällt es evtl. etwas leichter, in unklaren Situationen lieber einmal mehr auf einer Einweisung zu bestehen, als ein einziges Mal zu wenig.

6.3   Sekundärtransport

Unter einem Sekundäreinsatz versteht man die Verlegung eines Patienten von einem in ein anderes Krankenhaus. Die Konzentration medizinischer Leistungen an spezialisierten Zentren steigert die Zahl solcher Transporte. Auch die DIVI fordert: „Kinder sollen nach der Primärversorgung in ein Zentrum verlegt werden, welches auf die Versorgung der jeweiligen Altersgruppe spezialisiert ist."

Facharztstandard

Der abgebende Arzt ist verantwortlich dafür, das geeignete Transportmittel auszuwählen. Das verbreitete Vorgehen, einen Transport vom jüngsten Weiterbildungsassistenten begleiten zu lassen, ist rechtlich äußerst bedenklich: Ein Kind, welches von einem Krankenhaus aufgenommen wurde, hat ein Recht auf den Facharztstandard. Das betrifft natürlich auch eine ggf. notwendige eilige Verlegung. Bei Kinderverlegungen ist es üblich, dass eine Kinderkrankenschwester und ggf. ein Kinderarzt das Kind begleiten.

Fahrzeuge

Als Fahrzeuge werden für Notfallpatienten meist Rettungswagen eingesetzt, diese können mit speziellen Tragen ggf. erweitert werden: Intensivverlegungstrage mit erweitertem Monitoring/Spritzenpumpen, Intensivrespirator oder Inkubatortrage für Neugeborene und Säuglinge. Spezielle Kinderintensivtransportfahrzeuge sind nicht flächendeckend verfügbar. Eine Verlegung mit dem Rettungshubschrauber hat den Vorteil der Schnelligkeit (50–75 % schneller). Wetterbedingungen, Dunkelheit und Landemöglichkeiten können die Einsetzbarkeit limitieren. Platz für erweiterte Notfallmaßnahmen ist kritisch, Umgebungsbedingungen schränken die Überwachung ein (z. B. Pulsoxymeter/EKG durch Vibrationen gestört, Auskultation nicht möglich). Derzeit werden etwa 80 % der Kinder per Hubschrauber in Schwerpunktkliniken verlegt.

Notärztliche Gesichtspunkte

Grundsätze:
- vor Transport ausreichende Stabilisierung der Vitalfunktionen
- nicht losfahren, ehe das Monitoring vernünftig funktioniert
- potenzielle Probleme antizipieren → Ausrüstung und Team adäquat? Können sich plötzlich aufwachende Kinder am Tubus ziehen (Ärmchen lieber fixieren)?
- Kind für den Transport fachgerecht sichern (niemals „Schoß der Mama")
- auf Wärmeerhalt achten (Säuglinge kühlen auch über den Kopf aus!)

vor Verlegung klären:
- Ansprechpartner/Telefonnummer abgebende Klinik
- Patientenakte in Kopie
- Welche Eingriffe wurden unternommen? Welche Zugänge liegen, sind die Zugänge gesichert? Welche Medikation lief und soll weiter laufen?
- Welche evtl. notwendigen Blutkonserven und speziellen Medikamente (BtM?) müssen mitgenommen werden?
- Muss evtl. erweitertes Monitoring (z. B. invasive Druckmessung/Spritzenpumpen) mitgeführt werden?

Dünne Knochen und unverschlossene Schädelnähte schützen den Säuglingskopf nur eingeschränkt und disponieren zum Transporttrauma.

Flüssigkeitsersatz:
- Berechnung des Flüssigkeitsbedarfs/h anhand der 4-2-1-Formel:
    - für die ersten 10 kgKG 4 ml/kgKG
    - für die nächsten 10 kgKG 2 ml/kgKG
    - für jedes Kilo über 20 kgKG 1 ml/kgKG
    - Beispiel 28 kgKG: 40 (für die ersten 10 kgKG) + 20 (für die nächsten 10 kgKG) + 8 = 68 ml/h

- evtl. auftretende Verluste bei Verbrennungen oder Blutungen zusätzlich einkalkulieren
- Vollelektrolytlösung unter Zusatz von 1 % Glukose verwenden, insbesondere bei längeren Verlegungen, sehr kleinen Kindern, Säuglingen, Neugeborenen, Hypoglykämiegefahr, Stoffwechselerkrankungen oder Leberinsuffizienz, Kindern mit deutlich reduziertem AZ

> **Tipp:** 10 ml Glukose 40 % auf 250 ml NaCl 0,9 % ≈ 1,6 % Glukose = Kinderlösung für längere Transporte.

Lufttransport (RTH, Learjet):
- Gas in Körperhöhlen dehnt sich aus (ist beim RTH wegen der niedrigen Flughöhe eher sekundär)
  - Pneumothorax ↑ (vorher Drainage)
  - Endotrachealcuff ↑ (ggf. mit Wasser blocken oder Druck überwachen)
  - Magen ↑ (ggf. Magensonde)
- niedrigerer O_2-Partialdruck (ist beim RTH wegen der niedrigen Flughöhe eher sekundär)
  - Sauerstoffbedarf ↑
  - bei bestehendem 100 % O_2-Bedarf Beatmungsmuster umstellen oder flugunfähig
- Beschleunigungskräfte → kreislaufinstabile Kinder: Kopf zum Heck beim Start (andersherum: bei Hirndruck)
- Lautstärke → Kopfhörer, Untersuchungsmöglichkeit ↓
- Temperatur ↓ → überwachen!
- Turbulenzen → Kind sicher fixieren
- Luftfeuchtigkeit ↓ → Volumenersatz

Notfallmedikamente

A

Adenosin

Charakteristika von Adenosin.

Präparat	Adrekar: 1 Injektionsflasche = 2 ml = 6 mg
Indikationen	supraventrikuläre Tachykardie (atrioventrikuläre Reentry-Tachykardie, AV-Knoten-Tachykardie)
Kontraindikationen	• AV-Block II. und III. Grades, Sick-Sinus-Syndrom, instabile Angina pectoris, Vorhofflimmern, Vorhofflattern • Asthma bronchiale
Wirkungsweise	Wirkung über Adenosinrezeptoren A_1 und Kalziumkanäle am Herzen: Reduktion der Sinusknotenaktivität, Verzögerung der AV-Überleitung, negativ chronotrop, inotrop und dromotrop
Nebenwirkungen	• sind durch sehr kurze HWZ (10 s) limitiert • häufig: Flush, Dyspnoe, Bronchospasmus, Übelkeit, Hitzegefühl, Brustdruck • selten: Blutdruckabfall, Asystolie, totaler AV-Block, Bradykardie, Kammertachykardie, -flimmern

Dosierung von Adenosin.

Indikation/Alter	Dosierung	Beispiel 20 kgKG
Kinder	0,05–0,25 mg/kgKG	5 mg = 1,7 ml

Adrenalin

 Katecholamine haben in der Herz-Lungen-Wiederbelebung einen hohen Stellenwert. Adrenalin ist Mittel der ersten Wahl bei der Reanimation.

Charakteristika von Adrenalin.

Präparat	• Suprarenin:
	  – 1 Amp. = 1 ml = 1 mg Adrenalin 1 : 1000
	  – Injektionslösung = 25 ml = 25 mg Adrenalin 1 : 1000
	• Adrenalin-Spray s. Epinephrin, S. 201

Indikationen	• Asystolie, elektromechanische Dissoziation, Kammerflimmern → jede Form des Herz-Kreislauf-Stillstands • anaphylaktischer Schock

Wirkungsweise	• Stimulierung der α-adrenergen Rezeptoren und in geringem Maße der β_1-adrenergen Rezeptoren:
	  – Erhöhung des peripheren Widerstands
	  – Blutdruckanstieg
	  – Zunahme der koronaren und zerebralen Durchblutung
	• Stimulierung der β-Rezeptoren:
	  – β_1: Kontraktilität ↑, Herzzeitvolumen ↑
	  – β_2: Bronchodilatation
	• Überführung eines trägen Kammerflimmerns in ein grobes, großamplitudiges Kammerflimmern, das besser auf eine elektrische Defibrillation anspricht

Nebenwirkungen	• Tachykardie • Extrasystolie • Kammerflimmern • Interaktion mit Natriumbikarbonat, deshalb möglichst getrennter Zugang oder zeitlicher Abstand der Verabreichung

Dosierung

Die unverdünnte Originallösung wird am besten mit 0,9 %iger NaCl-Lösung *auf 10 ml verdünnt*. Dann entsprechen:
- 10 ml = 1 mg
- 1 ml = 0,1 mg

Adrenalin kann i. v., i. o. oder im Rahmen der Reanimation endobronchial appliziert werden.

Dosierung und Applikation von Adrenalin.

Alter	Reanimation		Anaphylaktischer Schock
Kinder	i. v. oder intraossär (i. o.)	• 0,01 mg/kgKG = 10 µg/kgKG = 0,1 ml der verdünnten Lösung/kgKG • falls erforderlich, erneute Gabe alle 3–5 min wiederholen	1 ml der verdünnten Lösung erneut 10-fach verdünnen und fraktioniert geben, ggf. wiederholen
	Endobronchialgabe	• 0,005 mg/kgKG verdünnt auf 5 ml Aqua dest./NaCl 0,9 %	

Amiodaron

Charakteristika von Amiodaron.

Präparat	Cordarex: 1 Amp. = 3 ml = 150 mg
Indikationen	• Kammertachykardie oder Kammerflimmern: nach erfolglosem Einsatz von Defibrillator und Adrenalin • tachykarde supraventrikuläre Herzrhythmusstörungen wie z. B. Vorhofflimmern/-flattern, Reentry-Tachykardien, Tachykardien bei WPW-Syndrom • schwerwiegende symptomatische ventrikuläre Tachykardien
Kontraindikationen	bei vitaler Indikation keine!
Wirkungsweise	Antiarrhythmikum der Klasse III, hemmt vornehmlich den Repolarisationsprozess durch die Blockade von Kaliumkanälen
Nebenwirkungen	akut: Sinusbradykardie bis hin zum Sinusknotenstillstand (selten), proarrhythmische Wirkungen (selten), anaphylaktoide Reaktionen, selten Bronchospasmen bis hin zur Apnoe (insbesondere bei Asthmatikern), Schweißausbrüche, Hypotension, Flush

Dosierung von Amiodaron.

Indikation/Alter	Dosierung	Beispiel 20 kgKG
• persistierendes Kammerflimmern/Kammertachykardie nach 3 Defibrillationsversuchen und nach Adrenalingabe • lebensbedrohliche Herzrhythmusstörungen*	5 mg/kgKG	100 mg = 2 ml Cordarex sehr langsam i. v.

* sehr !! langsam spritzen

Atropin

Charakteristika von Atropin.

Präparat	• Atropinsulfat B. Braun 0,5 mg Injektionslösung: 1 ml enthalten Atropinsulfat 0,5 mg
	• **Cave:**
	  – Es gibt von anderen Herstellern gleich aussehende Ampullen mit 1 oder 2 mg (z. B. Eifelfango), zudem als Antidot
	  – Atropinsulfat-100 mg (gehört in den Intoxkoffer, lebensgefährliches Verwechslungsrisiko)

Indikationen	• Sinusbradykardie, AV-Block I und II, Bradyarrhythmie, Asystolie (nach Adrenalin!) • Vagolyse • als Antidot bei Vergiftungen mit Insektiziden der Organophosphatgruppe
Kontraindikationen	im Notfall keine, sonst Glaukom, Hyperthyreose
Wirkungsweise	Parasympathikolytikum (Vagolyse): Herzfrequenzanstieg, Hemmung der Speichel- und Schleimsekretion, Bronchodilatation
Nebenwirkungen	Tachykardie, Glaukomanfall, weite Pupillen

Dosierung von Atropin.

Indikation/Alter	Dosierung	Beispiele/Anmerkungen
allgemein	0,01 mg/kgKG	20 kgKG: 0,2 mg = 0,4 ml Atropin i. v.
Antidot bei Insektiziden	0,01 mg/kgKG repetitiv	Dosis so lange wiederholen, bis Symptomatik gebessert

B

Beclometason

Charakteristika von Beclometason.

Präparat	• Ventolair 100 µg Dosier-Aerosol • Junik 100 µg Dosier-Aerosol
Indikationen	• Rauch- und Reizgasvergiftung, toxisches Lungenödem (Anwendung umstritten) • als antientzündliche Dauertherapie beim Asthma bronchiale
Kontraindikationen	im Notfall keine
Wirkungsweise	antiödematös, antientzündlich
Nebenwirkungen	in der Kurzzeitanwendung keine relevanten

Dosierung von Beclometason.

Indikation/Alter	Dosierung	Beispiele/Anmerkungen
Kinder	1 Sprühstoß/ 20 kgKG	

C

Cimetidin

Charakteristika von Cimetidin.

Präparat	• H_2-Blocker-ratiopharm 200: 1 Amp. = 2 ml = 200 mg • Tagamet 200: 1 Amp. = 2 ml = 200 mg
Indikationen	Prophylaxe des Säureaspirationssyndroms, Allergieprophylaxe und -therapie in Kombination mit H_1-Rezeptor-Antagonisten
Kontraindikationen	im Notfall keine
Wirkungsweise	H_2-Blocker
Nebenwirkungen	bei der Notfallanwendung nicht relevant

Dosierung von Cimetidin.

Indikation/Alter	Dosierung	Beispiel 20 kgKG
allergische Reaktionen	10 mg/kgKG	200 mg = 2 ml H_2-Blocker-ratiopharm langsam i. v.

Clemastin

Charakteristika von Clemastin.

Präparat	Tavegil: 1 Amp. = 5 ml = 2 mg
Indikationen	Allergien, anaphylaktische Reaktionen
Kontraindikationen	in Notfällen keine, keine Zulassung bei Säuglingen
Wirkungsweise	H_1-Antagonist
Nebenwirkungen	• Wirkungsverstärkung zentral wirkender Pharmaka (Analgetika, Narkotika) • zentral dämpfende Wirkung

Dosierung von Clemastin.

Indikation/Alter	Dosierung	Beispiel 20 kgKG
Anaphylaxie	0,03 mg/kgKG	0,6 mg = 1,5 ml Tavegil langsam injizieren

Clonazepam

Charakteristika von Clonazepam.

Präparat	**Rivotril:** • Trockensubstanz 1 mg + Lösungsmittel 1 ml • 1 Amp. = 1 ml = 1 mg
Indikationen	Krampfanfälle (Epilepsie, Status epilepticus)
Kontraindikationen	in Notfällen keine
Wirkungsweise	zentral dämpfend, Unterbrechung von zentralen Krämpfen
Nebenwirkungen	• Wirkungsverstärkung zentral wirkender Pharmaka • Sedierung, Schläfrigkeit, paradoxe Reaktion, Atemdepression • Speichelfluss – Atemwegsverlegung

Dosierung von Clonazepam.

Indikation/Alter	Dosierung	Beispiele/Anmerkungen
Kinder	0,01–0,05 mg/ kgKG i. v.	• langsam injizieren • Säuglinge 0,25–1 Amp. • Kleinkinder 0,5–1,5 Amp. • Schulkinder 1–2 Amp. • Jugendliche 1–3 Amp.

D

Dexamethason

Charakteristika von Dexamethason.

Präparat	**Fortecortin:** • 1 Amp. = 2 ml = 8 mg • 1 Amp. = 5 ml = 40 mg • 1 Amp. = 10 ml = 100 g
Indikationen	• anaphylaktischer Schock, Allergien, schwerer Asthmaanfall • Reizgasvergiftung
Kontraindikationen	in Notfällen keine
Wirkungsweise	antiallergisch, gefäßabdichtend, entzündungshemmend
Nebenwirkungen	in der Notfallmedizin ohne Bedeutung, evtl. Übelkeit

Dosierung von Dexamethason.

Indikation/Alter	Dosierung	Beispiel 20 kgKG
Kinder	0,5 mg/kgKG	10 mg = 2,5 ml

Diazepam

Charakteristika von Diazepam.

Präparat	• Valium, Diazepam: 1 Amp. = 2 ml = 10 mg • Diazepam rectal tube: 5 mg/10 mg
Indikationen	• Unruhezustände, Durchbrechung von Krampfanfällen • Narkoseeinleitung
Kontraindikationen	• Alkoholvergiftung • Myasthenia gravis, Muskeldystrophien
Wirkungsweise	• sedativ • anxiolytisch • antikonvulsiv • muskelrelaxierend
Nebenwirkungen	• Atemdepression • Blutdruckabfall • paradoxe Reaktionen (Erregungszustände)

Dosierung von Diazepam.

Indikation/Alter	Dosierung	Beispiele/Anmerkungen
Sedierung		
initial	• i. v. 0,2 mg/kgKG • rektal 0,2–0,5 mg/kgKG	• 20 kgKG: 4 mg Valium i. v. = 0,8 ml • 1 Amp. = 2 ml = 10 mg
Säugling	• rektal 4–10 mg • i. v. 1–2 mg	
Kleinkind	• rektal 10–20 mg • i. v. 2–5 mg	
Epileptischer Anfall		
Kinder < 3 Jahre	5 mg als Supp.	nach 15–30 min wiederholen
Kinder > 3 Jahre	10 mg als Supp.	ab 15 kgKG: 10 mg Supp.

Dimenhydrinat

Charakteristika von Dimenhydrinat.

Präparat	Vomex A Supp. 40/70/150 mg
Indikationen	Therapie und Prophylaxe von Übelkeit und Erbrechen
Kontraindikationen	• Tachykardie • Porphyrie • QT-Syndrom
Wirkungsweise	• antiemetisch • anticholinerg • antihiastminerg
Nebenwirkungen	• Tachykardie • Sedierung

Dosierung von Dimenhydrinat.

Indikation/Alter	Dosierung	Beispiele/Anmerkungen
Kinder	3–5 mg/kgKG	• bis 6 Jahre: 40 mg Supp. • 6–14 Jahre: 70 mg Supp. • > 14 Jahre: 150 mg Supp.

Dimeticon

Charakteristika von Dimeticon.

Präparat	**sab simplex Tropfen:** • 1 Flasche = 30 ml • 1 ml = 66,6 mg
Indikationen	Vergiftung durch perorale Aufnahme von Reinigungsmitteln
Kontraindikationen	keine
Wirkungsweise	Entschäumer, Hemmung der Schaumbildung
Nebenwirkungen	keine

Dosierung von Dimeticon.

Indikation/Alter	Dosierung	Beispiel 20 kgKG
Kinder	ca. 1 ml/kgKG, maximal 30 ml p.o.	20 ml

Dimetinden

Charakteristika von Dimetinden.

Präparat	Fenistil: 1 Amp. = 4 ml = 4 mg
Indikationen	allergische Reaktion (Urtikaria, Pruritus, Quincke-Ödem)
Kontraindikationen	• in Notfällen keine • Säuglinge (Apnoen beschrieben)
Wirkungsweise	antiallergisch, Hemmung der H_1-Rezeptoren
Nebenwirkungen	Übelkeit, Müdigkeit

Dosierung von Dimetinden.

Indikation/Alter	Dosierung	Beispiel 20 kgKG
Allergie	0,1 mg/kgKG i.v.	2 mg = 2 ml Fenistil i.v. (½ Amp. i.v.)

E

Epinephrin-Autoinjektor

Charakteristika von Epinephrin-Autoinjektor.

Präparat	• Anapen-Autoinjektor 150 µg i. m. • Anapen-Autoinjektor 300 µg i. m. (ab 30 kgKG)
Indikationen	• akute allergische Reaktion • Anaphylaxie
Kontraindikationen	Kinder unter 15 kgKG
Wirkungsweise	Vasokonstriktion, Erhöhung des peripheren Widerstands, Blutdruckanstieg
Nebenwirkungen	Angstgefühle, Zittern, Schwindel

Dosierung von Epinephrin-Autoinjektor.

Indikation/Alter	Dosierung	Beispiele/Anmerkungen
Kinder > 15 kgKG	150 µg i. m.	Autoinjektor auch zur Selbstinjektion geeignet

Epinephrin-Dosier-Aerosol

Charakteristika von Epinephrin-Dosier-Aerosol.

Präparat	Primatene Mist
Indikationen	akute Atemnot verursacht durch Schwellungen der Schleimhaut und/oder Spasmen der Bronchialmuskulatur, z. B. im Rahmen eines allergischen Geschehens oder eines Asthma bronchiale, Laryngospasmus, Pseudokrupp
Kontraindikationen	im Notfall keine
Wirkungsweise	• lokale Vasokonstriktion, Abschwellung, bronchospasmolytisch • systemische Erhöhung des peripheren Widerstands mit Blutdruckanstieg
Nebenwirkungen	Angstgefühle, Zittern, Schwindel, Tachykardie, Herzrhythmusstörungen

Dosierung von Epinephrin-Dosier-Aerosol.

Indikation/Alter	Dosierung	Beispiele/Anmerkungen
Kinder	1 Hub = 0,22 mg	Kinder initial 1–2 Hub

Epinephrin-Spray

Charakteristika von Epinephrin-Spray.

Präparat	Infectokrupp Inhal
Indikationen	▪ akute Atemnot verursacht durch Schwellungen der Schleimhaut im Bereich der Luftwege und/oder Spasmen der Bronchialmuskulatur, z. B. bei Pseudokrupp ▪ allergische Reaktion ▪ Asthma bronchiale, Laryngospasmus
Kontraindikationen	im Notfall keine
Wirkungsweise	lokale Vasokonstriktion, Abschwellung, bronchospasmolytisch
Nebenwirkungen	Tachykardie, Herzrhythmusstörungen, Übelkeit

Dosierung von Epinephrin-Spray.

Indikation/Alter	Dosierung	Beispiele/Anmerkungen
Kinder	2 Hub initial	evtl. nach 5 min einmalig 2 Hub wiederholen

Etomidat

Etomidat darf nur in Intubationsbereitschaft verwendet werden.

Charakteristika von Etomidat.

Präparat	Hypnomidate, Etomidat-Lipuro: 1 Amp. = 10 ml = 20 mg
Indikationen	Narkoseeinleitung, Intubation, Status epilepticus
Kontraindikationen	Neugeborene und Säuglinge bis 6 Monate
Wirkungsweise	▪ zentral und kurz wirkendes Narkotikum, Krampfdurchbre-chung ▪ schneller Wirkungseintritt (ca. 20 s) ▪ kurze Wirkungsdauer (2–5 min) ▪ nur geringe Atem- und Herz-Kreislauf-Depression
Nebenwirkungen	Muskelzuckungen, Venenschmerzen bei der Injektion

Etomidat hat keine analgetische Wirkung, es muss deshalb ggf. mit einem Anal-getikum (z. B. Morphin, Fentanyl) kombiniert werden.

Indikation/Alter	Dosierung	Beispiel 20 kgKG
Kinder	(0,15)–0,3 mg/kgKG i. v.	6 mg = 3 ml i. v.

Fenoterol

Charakteristika von Fenoterol.

Präparat	• Berotec 100 Dosier-Aerosol: 1 Hub = 0,1 mg
	• Partusisten Infusionslösungskonzentrat:
	  1 Amp. = 10 ml = 0,5 mg
	• Partusisten intrapartal Infusionslösungskonzentrat:
	  1 Amp. = 1 ml = 0,025 mg

Indikationen	• Bronchospastik, Asthma bronchiale • Tokolyse bei Geburtskomplikationen
Kontraindikationen	• Tachykardie, Arrhythmie, frischer Herzinfarkt • für Kinder < 6 Jahre ungeeignet
Wirkungsweise	Sympathomimetikum, Spasmolyse der glatten Muskulatur
Nebenwirkungen	• Tachykardie, Unruhe • evtl. Blutdruckabfall

Dosierung von Fenoterol.

Indikation	Dosierung	Beispiele/Anmerkungen
Bronchospastik, Asthma bronchiale	1–2 Hübe Berotec- Aerosol	**Cave:** bei Kindern nur Fenoterol **100** benutzen
Tokolyse bei Geburts- komplikationen	4 Hübe Berotec- Aerosol alle 15 min	4 Hübe Berotec-Aerosol alle 15 min

Fentanyl

Charakteristika von Fentanyl.

Präparat	**Fentanyl-Janssen:** • 1 Amp. = 2 ml = 0,1 mg • 1 Amp. = 10 ml = 0,5 mg
Indikationen	• Narkoseeinleitung und -führung • Analgesie, z. B. bei Polytrauma
Kontraindikationen	• Atemwege nicht frei zugänglich, fehlende Intubations-/ Beatmungsmöglichkeit • Asthma bronchiale • unbehandelte Hypovolämie
Wirkungsweise	• zentral wirkendes Narkotikum, Opioid • schneller Wirkungseintritt (ca. 20 s) • Wirkungsdauer: • hypnotische Wirkung ca. 10 min • analgetische Wirkung ca. 20–30 min • atemdepressive Wirkung ca. 60–90 min
Nebenwirkungen	• starke Atemdepression • Blutdruckabfall • Bronchokonstriktion, Bradykardie • Miosis (Fehlbeurteilung beim SHT möglich)

Dosierung von Fentanyl.

Indikation	Dosierung	Beispiel 20 kgKG
Narkoseeinleitung und -führung	• 2–5 µg/kgKG i. v. • Repetition mit 1–3 µg/kgKG i. v.	0,04 mg = 0,8 ml
Analgesie, z. B. bei Polytrauma	1 µg/kgKG i. v.	0,02 mg = 0,4 ml

Furosemid

Charakteristika von Furosemid.

Präparat	**Lasix, Furosemid-ratiopharm, Furorese:** • 1 Amp. = 2 ml = 20 mg • 1 Amp. = 4 ml = 40 mg
Indikationen	• (kardiale) Lungenödeme • Herzinsuffizienz, Nierenversagen • Überwässerung, „Süßwasserertrinken"
Kontraindikationen	• schwere Hypokaliämie • prärenale und postrenale Anurie
Wirkungsweise	Wasserausschwemmung durch Hemmung der Natrium-reabsorption in der Niere
Nebenwirkungen	• Hypokaliämie • Blutdruckabfall • bei schneller i. v. Gabe Hörschäden: langsam spritzen

Dosierung von Furosemid.

Indikation/Alter	Dosierung	Beispiel 20 kgKG
Kinder	0,5 mg/kgKG langsam i. v.	10 mg = 1 ml

Flumazenil

Charakteristika von Flumazenil.

Präparat	Anexate 0,5/1 enthalten 0,5 mg/5 ml bzw. 1 mg/10 ml
Indikationen	Benzodiazepinintoxikation/-überdosierung
Kontraindikationen	• Epilepsie • Abhängigkeit
Wirkungsweise	antagonisiert Benzodiazepine (alle mit Endung -pam)
Nebenwirkungen	Entzugssyndrom, Panikattacken, Krampfanfall

Dosierung von Flumazenil.

Indikation/Alter	Dosierung	Beispiel 20 kgKG
Kinder	0,01 mg/kgKG langsam i. v.	0,2 mg = 2 ml

G

Glukose 5 %–40 %

Charakteristika von Glukose.

Präparat	Glukoselösungen 5 %–40 %: z. B. 1 Amp. Glukose 40 % = 10 ml = 4 g
Indikationen	Hypoglykämie, hypoglykämisches Koma
Kontraindikationen	• normaler Blutzucker • nicht als Routineinfusion: Todesfälle beschrieben!
Wirkungsweise	Anhebung des Blutzuckerspiegels
Nebenwirkungen	Venenreizung, hyperosmolares Hirnödem

Dosierung von Glukose.

Indikation/Alter	Dosierung	Beispiel 20 kgKG
Hypoglykämie	Glukose 20 % 2 ml/kgKG i. v./i. o., anschließend Glukose 5 % Infusion (250 ml Ringer + 30 ml G 40 %, 10 ml/kgKG)	40 ml Glukose 20 % i. v.

H

Haloperidol

Charakteristika von Haloperidol.

Präparat	Haldol 5 mg/1 ml
Indikationen	Psychose
Kontraindikationen	• Epilepsie • Kinder < 3 Jahre
Wirkungsweise	antipsychotisch
Nebenwirkungen	Parkinsonoid, Schlundkrämpfe, Sedierung

Dosierung von Haloperidol.

Indikation/Alter	Dosierung	Beispiel 20 kgKG
Kinder	0,05 mg/kgKG	1 mg = 0,2 ml

K

S-Ketamin

Die besonderen Vorteile von Ketamin liegen zum einen in der geringen Beeinträchtigung der Atem- und Kreislauffunktion, zum anderen in der Möglichkeit, es – in Abhängigkeit von der Dosierung – sowohl als Analgetikum als auch als Narkotikum einzusetzen. Aufgrund der besseren Verträglichkeit sollte grundsätzlich nur noch S-Ketamin verwendet werden. Nur wenn dieses nicht zur Verfügung steht, kann auf „normales" Ketamin zurückgegriffen werden, welches grundsätzlich 50–100 % höher dosiert werden muss.

Charakteristika von S-Ketamin.

Präparat	**Ketanest S** • 1 Amp. = 5 ml mit 5 mg/ml = 25 mg • 1 Amp. = 2 ml = 25 mg/ml = 50 mg • 1 Inj.-Flasche = 20 ml mit 5 mg/ml = 100 mg • 1 Inj.-Flasche = 10 ml mit 25 mg/ml = 250 mg • 1 Inj.-Flasche = 50 ml mit 25 mg/ml = 1250 mg
Indikationen	Analgesie und Anästhesie in der Notfallmedizin
Kontraindikationen	Hypertonie (RR ≥ 180/100 mmHg)
Wirkungsweise	analgesierend, anästhesierend, bronchodilatierend
Nebenwirkungen	• Steigerung von Blutdruck und Herzfrequenz • Aufwachreaktion und Träume • bei schneller Injektion Atemdepression möglich • Speichelfluss: stets erste Dosis mit Atropin 0,01 mg/kgKG kombinieren

Dosierung von S-Ketamin.

Indikation	Dosierung	Beispiel 20 kgKG
Analgesie	• 0,25 mg/kgKG i. v. • 0,5 mg/kgKG i. m.	• 5 mg Ketanest S i. v. • 10 mg Ketanest S i. m.
Narkose oder Asthmaanfall	• 1 mg/kgKG i. v. • 2 mg/kgKG i. m.	• 20 mg Ketanest S i. v. • 40 mg Ketanest S i. m.
Narkoseführung	½ Dosis alle 10 min wiederholen	• 10 mg Ketanest S i. v. • 20 mg Ketanest S i. m.

 Großes Ampullenverwechslungsrisiko;
5-fache Überdosierung bei falscher Ampulle!

Kohle, medizinische

Charakteristika von medizinischer Kohle.

Präparat	Ultracarbon: 50-g-Flasche zur Herstellung von 400 ml oraler Suspension
Indikationen	akute orale Vergiftungen
Kontraindikationen	• Vergiftungen mit ätzenden Stoffen • Intoxikation mit Säuren/Laugen, Alkoholen, Glykolen, Schwermetallen, Elektrolyten
Wirkungsweise	Adsorption von oral aufgenommenen Giften aus dem Magen-Darm-Trakt
Nebenwirkungen	Obstipation bis hin zum Ileus

Dosierung von medizinischer Kohle.

Indikation/Alter	Dosierung	Beispiele/Anmerkungen
allgemein	ca. 1 g medizinische Kohle/kgKG	20 kgKG: 20 g Ultracarbon
Kinder < 12 Jahre	25 g	½ Flasche der Suspension
Kleinkinder	12,5 g	¼ Flasche der Suspension

L

Lorazepam

Charakteristika von Lorazepam.

Präparat	• Tavor pro injectione 2 mg: 1 Amp. = 1 ml = 2 mg + 1 ml Verdünnungsmittel • Tavor 1,0 mg Expidet: 1 Plättchen = 1 mg • Tavor 2,5 mg Expidet: 1 Plättchen = 2,5 mg
Indikationen	• schwerer Erregungszustand, insbesondere bei Psychosen, psychomotorischen Unruhezuständen, akuten Angstzuständen • Status epilepticus
Kontraindikationen	• Schock-, Kollapszustände • unter 6 Jahren nicht zugelassen
Wirkungsweise	Benzodiazepin: sedierend, anxiolytisch, antikonvulsiv
Nebenwirkungen	Atemdepression, Schwindel

Dosierung von Lorazepam.

Indikation/Alter	Dosierung	Beispiele/Anmerkungen
• psychiatrische Indikation • Krampfanfall	0,05 mg/kgKG sublingual (s. l.)	• 15–50 kgKG: 1 Plättchen Tavor 1 mg expidet s. l. • > 50 kgKG: 1 Plättchen Tavor 2,5 mg expidet s. l.

M

Magnesium

Charakteristika von Magnesium.

Präparat	Mg 5 Sulfat Amp. 10 % – 1 g Magnesiumsulfat/10 ml
Indikationen	• Torsade de Pointes • Reservemittel bei Asthma
Kontraindikationen	• Bradykardie (< 100!) • Myasthenia gravis
Wirkungsweise	muskelentspannend, rhythmusstabilisierend
Nebenwirkungen	Bradykardien, Atemdepression

Dosierung von Magnesiumsulfat.

Indikation/Alter	Dosierung	Beispiel 20 kgKG
Torsade de pointes, Asthma	50 mg/kgKG als Kurz-infusion über 15 min, solange Herzfrequenz > 100	• Torsade de pointes: 10 ml sehr lang-sam i. v. • Asthma: 10 ml ad 100 ml NaCl über 15 min, solange Herzfrequenz > 100

Metamizol

Charakteristika von Metamizol.

Präparat	Novalgin: • 1 Amp. = 2 ml = 1 g • 1 Amp. = 5 ml = 2,5 g
Indikationen	mittelstarke Schmerzzustände, spastische Schmerzen
Kontraindikationen	• Pyrazolonallergie • Säuglinge unter 3 Monaten
Wirkungsweise	analgetisch, spasmolytisch, antipyretisch
Nebenwirkungen	• selten Allergie vom Soforttyp, deshalb müssen bei parenteraler Gabe die Voraussetzungen für eine Schockbehandlung gegeben sein • Blutdruckabfall bei schneller i. v. Gabe • Agranulozytose möglich

Dosierung von Metamizol.

Indikation/Alter	Dosierung	Beispiel 20 kgKG
KInder	15 mg/kgKG	300 mg = 0,6 ml i. v.

Methylprednisolon

Charakteristika von Methylprednisolon.

Präparat	Urbason solubile forte/Urbason solubile forte 1000: 1 Trockenamp. bzw. Flasche mit Trockensubstanz enthält 250 mg bzw. 1000 mg
Indikationen	• Allergien, anaphylaktischer Schock • Status asthmaticus • Reizgasvergiftung, Schock • Rückenmarkstrauma
Kontraindikationen	in Notfällen keine
Wirkungsweise	antiallergisch, entzündungshemmend, stabilisiert Zellmembran
Nebenwirkungen	in Notfällen nicht von Bedeutung

Dosierung von Methylprednisolon.

Indikation/ Alter	Dosierung			Beispiele/Anmerkungen			
allgemein	10 mg/kgKG			20 kgKG: 200 mg i. v.			
Rückenmark-trauma (Bolus über 15 min)	Gewicht (kg)	10	20	40	60	70	80	100
	Dosis (mg)	300	600	1200	1800	2100	2400	3000

Midazolam

Charakteristika von Midazolam.

Präparat	**Dormicum:** • 1 Amp. = 1 ml = 5 mg (Dormicum 5 mg/1 ml) • 1 Amp. = 3 ml = 15 mg (Dormicum 15 mg/3 ml) • 1 Amp. = 5 ml = 5 mg (Dormicum V 5 mg/5 ml)
Indikationen	• Unruhe, Krämpfe, Sedierung vor Intubation • Narkoseeinleitung
Kontraindikationen	Alkoholvergiftung, Myasthenia gravis, Schwangerschaft
Wirkungsweise	• Schlafförderung, Sedierung (kurzzeitig) • leichte Muskelrelaxation
Nebenwirkungen	• Atemdepression (selten), Blutdruckabfall • paradoxe Reaktion, Laryngo- und Bronchospasmus

Dosierung von Midazolam.

Indikation/Alter	Dosierung	Beispiel 20 kgKG
Kinder	i. v. 0,1 mg/kgKG	2 mg = 2 ml Dormicum V 5 mg/5 ml i. v.
	nasal 0,2 mg/ kgKG	0,4 ml der 5 mg/1 ml Ampulle in 2-ml-Spritze aufziehen und in die Nase träufeln

Großes Ampullenverwechslungsrisiko; 5-fache Überdosierung bei falscher Ampulle; Antidot: Anexate.

Morphin

Charakteristika von Morphin-HCl.

Präparat	• Morphin Merck 10 mg: 1 Amp. = 1 ml = 10 mg • **Cave:** Es gibt auch 20-mg-pro-1-ml-Ampullen – großes Verwechslungsrisiko, lebensbedrohliche Überdosierung
Indikationen	• starke Schmerzzustände (z. B. Herzinfarkt, Thoraxtrauma, Polytrauma) • Lungenödem • Narkoseeinleitung und -führung (zusammen mit anderen Medikamenten)
Kontraindikationen	fehlende Beatmungsmöglichkeit, Asthma bronchiale
Wirkungsweise	• zentrale Analgesie, Sedierung, Drucksenkung im kleinen Kreislauf • Wirkungseintritt nach 3 min, Wirkungsmaximum 30 min. • Wirkungsdauer 3–5 h
Nebenwirkungen	• zentrale Atemdepression • Übelkeit, Erbrechen • Blutdruckabfall • Pupillenverengung (Miosis) • Histaminfreisetzung

 Ständige Pulsoxymetrie, Kontrolle der Atemtätigkeit sowie Intubationsbereitschaft sind bei der Anwendung von Morphin unbedingt erforderlich!

Dosierung von Morphin.

Indikation/Alter	Dosierung	Beispiel 20 kgKG
Kinder	0,1 mg/kgKG	2 mg Morphin = 2 ml der auf 10 ml verdünnten Morphinlösung

N

Naloxon

Charakteristika von Naloxon.

Präparat	Narcanti 0,4 mg/1 ml
Indikationen	Opioidintoxikation/-überdosierung
Kontraindikationen	im Notfall keine
Wirkungsweise	antagonisiert Opioide
Nebenwirkungen	▪ Entzugssyndrom, Schwitzen, Panik ▪ zu kurze Wirkung: Rückkehr der Intoxikation → immer einweisen/Pulsoxymeterüberwachung

Dosierung von Naloxon.

Indikation/Alter	Dosierung	Beispiel 20 kgKG
Kinder	0,01 mg/kgKG	0,2 mg = 0,5 ml

P

Paracetamol

Charakteristika von Paracetamol.

Präparat	• ben-u-ron 75–125–250–500–1000 mg Supp. • ben-u-ron Saft
Indikationen	leichte bis mittlere Schmerzen, Fiebersenkung
Kontraindikationen	unklare elterliche Vorbehandlung
Wirkungsweise	schmerzlindernd – fiebersenkend
Nebenwirkungen	Leberversagen bei Überschreiten der Grenzdosis (90–140 mg/d), viele Todesfälle beschrieben

Dosierung von Paracetamol.

Indikation/Alter	Dosierung	Beispiel 20 kgKG
Fieber, Schmerzen	ca. 20 mg/kgKG	500 mg Paracetamol Supp.

Phenobarbital

Charakteristika von Phenobarbital.

Präparat	Luminal: 1 Amp. = 1 ml = 200 mg
Indikationen	Epilepsie (Grand mal), Status epilepticus
Kontraindikationen	Benzodiazepin-, Alkohol- und Schmerzmittelvergiftung
Wirkungsweise	sedierend, hypnotisch, krampflösend
Nebenwirkungen	• Schläfrigkeit, Bewusstlosigkeit • Atemdepression

Dosierung von Phenobarbital.

Indikation/Alter	Dosierung	Beispiel 20 kgKG
Kinder	3–4 mg/kgKG	80 mg = 0,4 ml i. v.

Piritramid

Charakteristika von Piritramid.

Präparat	Dipidolor 15 mg, 2 ml Amp.
Indikationen	starke Schmerzzustände, Lungenödem, Narkoseführung
Kontraindikationen	fehlende Beatmungsmöglichkeit
Wirkungsweise	vergleichbar zu Morphin
Nebenwirkungen	• vergleichbar zu Morphin • keine Histaminausschüttung

Dosierung von Pitiramid.

Indikation/Alter	Dosierung	Beispiel 20 kgKG
Kinder	0,1 mg/kgKG	2 mg i. v.

Prednisolon

Charakteristika von Prednisolon.

Präparat	• Solu-Decortin H 250 mg/1 g: 1 Trockenamp. bzw. Fl. mit Trockensubstanz enthält 250 mg bzw. 1000 mg • Infectocortikrupp Supp. 100 mg
Indikationen	• Allergien, anaphylaktischer Schock • Status asthmaticus • Reizgasvergiftung, Pseudokrupp
Kontraindikationen	in Notfällen keine
Wirkungsweise	antiallergisch, entzündungshemmend, stabilisiert Zellmembran
Nebenwirkungen	• in Notfällen nicht von Bedeutung • bei schneller Injektion Übelkeit, Hitzegefühl

Dosierung von Prednisolon.

Indikation/Alter	Dosierung	Beispiel 20 kgKG
Kinder	4 mg/kgKG	80 mg i. v.

Prednison

Charakteristika von Prednison.

Präparat	Rectodelt 30 mg/100 mg: 1 Supp. enthält 30 mg/100 mg
Indikationen	• Allergien, Asthma bronchiale, asthmoide Bronchitis • bei Kindern stenosierende Laryngotracheitis (Kruppsyndrom)
Kontraindikationen	in Notfällen keine
Wirkungsweise	antiallergisch, entzündungshemmend, stabilisiert Zellmembran
Nebenwirkungen	in Notfällen nicht von Bedeutung

Dosierung von Prednison.

Indikation/Alter	Dosierung	Beispiel 20 kgKG
Kinder	• Kinder < 1 Jahr: 30 mg Supp. • Kinder > 1 Jahr: 100 mg Supp.	100 mg Supp.

S

Salbutamol

Charakteristika von Salbutamol.

Präparat	Sultanol Dosier-Aerosol, Salbutamol-ratiopharm Dosier-Aerosol: 1 Hub = 0,1 mg, Salbutamol-Inhalierlösung für Vernebler
Indikationen	Asthma bronchiale, Bronchospastik
Kontraindikationen	Tachykardie, Arrhythmie, frischer Herzinfarkt
Wirkungsweise	Parasympathikolyse, Spasmolyse
Nebenwirkungen	• Tachykardie, Unruhe, evtl. Blutdruckabfall • initial SO_2 verschlechtert (Aufheben der pulmonalen Vasokonstriktion)

Dosierung von Salbutamol.

Indikation/Alter	Dosierung	Beispiele/Anmerkungen
ab 6 Jahre	1–2 Hübe aus dem Dosier-Aerosol	1–2 Hübe Sultanol-Aerosol
Kleinkinder/Säuglinge: Vernebler	1 Tr./kgKG (max. 10) Inhalierlösung ad 2 ml NaCl über Vernebler	

Succinylcholin (Suxamethoniumchlorid)

Charakteristika von Suxamethoniumchlorid.

Präparat	<ul><li>Lysthenon 1%: 1 Amp. = 5 ml = 50 mg</li><li>Lysthenon 2%: 1 Amp. = 5 ml = 100 mg</li><li>Pantolax 1%: 1 Amp. = 10 ml = 100 mg</li><li>Pantolax 2%: 1 Amp. = 5 ml = 100 mg</li><li>Succicuran: 1 Amp. = 5 ml = 100 mg</li></ul>
Indikationen	kurz wirkende Muskelrelaxierung, Intubation
Kontraindikationen	<ul><li>fehlende Intubations- und Beatmungsmöglichkeit</li><li>Hyperkaliämie</li><li>maligne Hyperthermie in der Anamnese</li><li>erbliches Muskelleiden</li></ul>
Wirkungsweise	<ul><li>depolarisierendes Muskelrelaxans</li><li>Wirkungseintritt nach 30 s</li><li>Wirkungsdauer 5–10 min</li></ul>
Nebenwirkungen	Herzrhythmusstörungen, Hyperkaliämie, Muskelzuckungen, maligne Hyperthermie

Succinylcholin ist bei Hypoxie/Hyperkapnie gefährlich, da das Bradyarrhythmierisiko gesteigert wird.

Dosierung von Succinylcholin.

Indikation/Alter	Dosierung	Beispiel 20 kgKG
Kinder	2 mg/kgKG i. v.	40 mg = 2 ml Lysthenon 2%

Bei Kindern mit (bislang unerkannter) Muskeldystrophie Herzstillstand durch Hyperkaliämie (kaum reanimierbar: EKG: QRS-Verbreiterung/hohe T Welle, AV-Block, später „Sinuswelle" → Calciumchlorid 10% 0,5 ml/kgKG, NaHCO$_3$ 1 ml/kgKG, Salbutamol 2 Hübe).

T

Theophyllin

Charakteristika von Theophyllin.

Präparat	Euphylong 200: 1 Amp. = 10 ml = 200 mg Theophyllin
Indikationen	bronchospastische Zustände, Asthma bronchiale (insgesamt Mittel der 3. Wahl), Bradykardie
Kontraindikationen	Schock, Tachykardie, frischer Herzinfarkt
Wirkungsweise	▪ Erweiterung der Bronchien, Senkung des Atemwegs-widerstands, Stimulierung des Atemzentrums ▪ Senkung des venösen Rückstroms, Senkung des Drucks im kleinen Kreislauf
Nebenwirkungen	Übelkeit, Erbrechen, Tachykardie, zentrale Erregung, Krampfanfälle

Dosierung von Theophyllin.

Indikation/Alter	Dosierung	Beispiel 20 kgKG
Kinder	5 mg/kgKG i. v.	100 mg langsam i. v.

Thiopental

Charakteristika von Thiopental.

Präparat	**Trapanal:** • 1 Trockenamp. zu 20 ml enthält 500 mg, zu lösen mit 20 ml Aqua dest. • 1 ml = 25 mg
Indikationen	• Narkoseeinleitung, Krampfanfälle, Status epilepticus • Hirndrucksenkung beim Schädel-Hirn-Trauma
Kontraindikationen	• Status asthmaticus • schwerer Schock, frischer Herzinfarkt • Porphyrie • fehlende Beatmungsmöglichkeit
Wirkungsweise	• Dämpfung bzw. Ausschaltung zentralnervöser Funktionen • Verminderung des Hirnstoffwechsels • Wirkungseintritt nach 20–45 s • Wirkungsdauer 5–15 min
Nebenwirkungen	• dosisabhängige Atemdepression, Apnoe • dosisabhängige kardiovaskuläre Depression • Histaminfreisetzung, Laryngo- und Bronchospasmus

Dosierung von Thiopental.

Indikation/Alter	Dosierung	Beispiel 20 kgKG
Kinder	5 mg/kgKG i.v.	100 mg i.v.

U

Urapidil

Charakteristika von Urapidil.

Präparat	**Ebrantil:** • 1 Amp. = 10 ml = 50 mg • 1 Amp. = 5 ml = 25 mg
Indikationen	Hypertonie/hypertensive Krise
Kontraindikationen	Schwangerschaft, Aortenisthmusstenose
Wirkungsweise	• periphere α-Blockade, dadurch Gefäßweitstellung • zentrale Sympathikolyse
Nebenwirkungen	Schwindel, Kopfschmerzen, Herzklopfen

Dosierung von Urapidil.

Indikation/Alter	Dosierung	Beispiel 20 kgKG
Kinder	1 mg/kgKG i. v.	20 mg sehr sehr langsam i. v. (⅓ geben, RR messen, warten, weiteres ⅓ …)

Infusionslösungen

Basislösungen

Lösung	Beurteilung	Bemerkung
NaCl 0,9 %	günstige Basislösung	isoosmolar, aber zu viel Chlorid
Ringer-Laktat	günstige Basislösung	leicht hypoosmolar
Ringer-Malat/-Acetat	beste Basislösung	isoosmolar, etwas teurer

Kolloidale Volumenersatzlösungen

Lösung	Beurteilung	Bemerkung
HAES	max. 20 ml/kgKG	möglicherweise Nierenfunktionsstörungen
Gelatine	max. 30 ml Gel 4 %/kgKG	
Hyperhaes	4 ml/kgKG	Therapieversuch außerhalb Zulassung bei fatalem Volumenmangel oder akuter Hirndrucksymptomatik

Anwendung in der Praxis

- Bei längeren Versorgungen (Verlegungsfahrten) von Säuglingen sollten auf 250 ml 10 ml Glukose 40 % beigefügt werden. Bei Unterzuckerung sollen 30 ml Glukose 40% hinzugegeben werden.
- Zur Vermeidung fataler Überinfusion sollten niemals mehr als 20 ml/kgKG in einer Infusionsflasche sein (250-ml-Flaschen!).
- Humanalbumin ist teuer und verzichtbar, zudem kaum sinnvoll präklinisch lagerfähig.
- PÄD-Lösungen sind „out" und gefährlich: sie sind hypoosmolar und enthalten zu viel Glukose. Es sind Todesfälle beschrieben!

Anhang

8 Notfallkoffer für Kinder, Ausstattungsempfehlung

8.1 Basisausstattung Notfall-Arztkoffer für Säuglinge und Kleinkinder

Die Basisausstattung der „Notfall-Arztkoffer" bzw. der „Notfall-Arztkoffer für Säuglinge und Kleinkinder" ist in DIN-Normen festgelegt. Diese Koffer müssen von jedem NEF, RTW und NAW mitgeführt werden und sollen eine Kompatibilität der verwendeten Geräte sichern.

Eine darüber hinausgehende Ausstattung, die die örtlichen Gegebenheiten berücksichtigt (z. B. Geburtshäuser im Rettungsdienstbereich), ist natürlich möglich und sinnvoll.

Basisausstattung Notfall-Arztkoffer für Säuglinge und Kleinkinder.

Absaugung	Ge- und Verbrauchsmaterial
• 1 Sekret-Handabsaugpumpe • Absaugkatheter (3 × 4 mm; je 2 × 3 mm; 2 mm, 1,3 mm)	• 1 Pinzette DIN 58238-A 145 × 2 • 1 Pinzette DIN 58237-115 • 1 Klemme B DIN 58252-B • 1 Schere DIN 58252-B 145 • 3 Rettungsdecken Gold/Silber 160 × 220 cm
Beatmung	• 2 Einmalskalpelle • 1 Verbandpäckchen M DIN 13151
• 1 Baby-Beatmungsbeutel • je 1 Rendell-Baker-Beatmungsmaske Gr. 0,1 und 2 • je 1 Oropharyngealtubus nach Guedel für Säuglinge, Kleinkinder, Kinder und Jugendliche	• 1 Brandwunden-Verbandtuch A DIN 13152 • 1 Wundschnellverband E1 × 6 DIN 13019 • 1 Pflasterstrip-Sortiment • 1 Rolle Heftpflaster A5 × 2,5 DIN 13019 • 2 elastische Binden E6 DIN 61632
Intubation	• 12 Mullkompressen 100 × 100 mm • je 1 Paar sterile Gummihandschuhe Gr. 8,5 und 7,5
• 1 Laryngoskop mit 2 Spateln • 1 Magill-Intubationszange, klein • Endotrachealtubus ohne Cuff 2, 2,5, 3 • Endotrachealtubus mit Cuff 3–6 • 1 Einführungsmandrin Gr. 1 für Trachealtuben, Charr 16–20 • 1 Gleitmittel	• 250 ml Hautdesinfektionsmittel • 5 Einmalspritzen 2 ml • 3 Einmalspritzen 5 ml
• 1 Blutdruckmessgerät mit je 1 Manschette für Kleinkinder und Kinder • 1 Stethoskop für Kinder • 1 Lämpchen zur Pupillendiagnostik	• 1 Einmalspritze 10 ml • je 5 Einmalkanülen Gr. 17 und 20

Absaugung	Ge- und Verbrauchsmaterial
Infusion	**Zusatzausstattung Abnabelungsset**
<ul><li>2 × 250 ml Volumenersatzflüssigkeit</li><li>je 2 Infusionssysteme mit Tropfenzähler</li><li>1 Einhandvenenstauer</li><li>je 2 Venenverweilkanülen 26, 24, 22 G</li></ul>	<ul><li>2 Einmalskalpelle</li><li>1 Nabelschnurschere</li><li>2 Nabelschnurklemmen</li><li>1 Nabelbinde</li></ul>

8.2 Kinderkoffer für alle Altersstufen

In der täglichen Praxis stellt sich der Notfall-Arztkoffer für Säuglinge und Kleinkinder nach DIN-Norm nicht als optimale Lösung dar, da er primär als Neugeborenen- und Kleinkindkoffer konzipiert ist.

Sinnvoll ist deshalb die Zusammenstellung eines „echten" Kinderkoffers für alle Altersstufen.

Musternotfallausrüstung „Kinder" für Rettungsmittel.

„Nur für Kinder"

- Beatmungsbeutel Baby/Kinder
- Rundmaske Gr. 00,0
- Klarsichtmaske 1, 2, 3
- Guedel-Tuben Gr. 000, 00, 0, 1, 2
- Laryngoskopgriff
- Laryngoskopspatel gerade (Miller) 0,1
- Laryngoskop gebogen (Macintosh) 1, 2, 3
- Endotrachealtubus ohne Cuff 2, 2,5, 3
- Endotrachealtubus mit Cuff 3–6
- Magill-Zange klein
- Führungsstab 2,0, 3,3
- Larynxmasken 1, 1,5, 2, 2,5, 3 (alternativ Larynxtuben entsprechender Größe)
- je 2 Absaugkatheter 8, 12, 16 Charr.
- Thoraxdrainage 16 Charr.
- Einmalskalpell
- sterile Handschuhe
- je 4 Venenverweilkanülen 26 G, 24 G, 22 G
- dünner ZVK nach Seldinger (Einführungskanüle 24 G oder 22 G)
- Intraossärkanüle
- Desinfektionsspray
- Tupfer, Spritzen, Kanülen, Pflaster
- Infusionssystem mit Tropfenzähler
- Stauband
- Einmalvernebler zum Anschluss an Sauerstoffinsufflation („Inhalationsmaske")
- Kinderstethoskop
- Blutdruckmessgerät Kinder/Säuglinge
- Fieberthermometer
- 1 sterile Schere
- 4 sterile Einmalklemmen
- sterile Kompressen
- Mundabsauger
- Rettungsdecke
- Einmal-CO_2-Detektor
- O_2-Reservoir
- Dosierungstabelle/Kindernotfalltafel

Medikamente

- Diazepam Rektiole 10 mg 1-mal
- Diazepam Rektiole 5 mg 1-mal
- Epinephrin DA 1-mal
- $NaHCO_3$ 8,4 %-Amp. 20 ml 3-mal
- Paracetamol Supp. 125/250/500 mg je 2-mal
- Prednisolon Supp. 100 mg 2-mal
- Ringer-Laktat 250 ml 2-mal
- keine PÄD-Lösungen (nur Vollelektrolytlösungen)
- Adenosin 6 mg Amp. 2-mal
- Adrenalin 1 mg Amp. 4-mal
- Amiodaron 150 mg Amp. 2-mal
- Atropin 0,5 mg Amp. 2-mal
- Salbutamol-Spray 1-mal
- Dexamethason 40 mg Amp. 1-mal
- Esketamin 2 ml Amp. 4-mal
- Etomidate 10 ml Amp. 2-mal
- Furosemid 20 mg Amp. 2-mal
- Glukose 40 % 10 ml Amp. 4-mal
- Hydroxyethylstärke 6 % 500 ml 1-mal
- Metamizol 2 ml Amp. 2-mal
- Midazolam 5 mg/5 ml Amp. 4-mal
- Naloxon 0,4 mg Amp. 1-mal
- Theophyllin 200 mg Amp. 2-mal
- Tramadol 100 mg Amp. 2-mal

Überwachung/Geräte

- BZ-Stix
- Pulsoxymetrie mit Alarmgebung
- EKG
- biphasischer Defi mit Elektroden
- Kapnometer
- Rückhaltesystem für Trage
- Halskrawatten in Kindergrößen
- Trostkuscheltier

9 Weiterführende Literatur

Die komplette Liste zur weiterführenden Literatur finden Sie auf der Homepage des Georg Thieme Verlags KG, unter
http://www.thieme.de/detailseiten/9783131492517.html

10 Glossar

Begriff	Erläuterung
AED	automatisierter externer Defibrillator
Air Trapping	regionale Lungenüberdehnung durch Einfangen („Trap") von Luft
Alkalose	Blut ist zu alkalisch („zu wenig Säure")
AHA	American Heart Association – www.americanheart.org
ALS	Advanced Life Support – erweiterte lebensrettende Maßnahmen
ALTE	„apparent live threatening event", Beinahe-Kindstod
Amtshaftung	der Notarzt wird haftungsrechtlich einem Beamten gleichgestellt
Analgesie	Schmerztherapie
Analgosedierung	Schmerz- und Bewusstseinsreduktion („kleine Narkose")
Anaphylaxie	schwere allergische Reaktion
Antagonist	Gegenmittel am Rezeptor (z. B. Betablocker am Betarezeptor)
Antidot	Gegenmittel (z. B. Naloxon gegenüber Opioiden)
Apgar-Schema	Score zur Beurteilung des Neugeborenen nach den Anfangsbuchstaben der Anästhesistin Dr. Virginia Apgar 1953
Apnoe	Atemstillstand
Aspiration	Eindringen von Flüssigkeiten/Fremdstoffen in die Atemwege/Lunge
Austreibungsperiode	Geburtsphase nach vollständiger Eröffnung des Muttermundes
Azidose	Übersäuerung des Blutes
BAP-Schema	Reihenfolge des Erst-Checks: Bewusstsein – Atmungskontrolle – Pulskontrolle
Beckenendlage	Fehllage bei der Geburt → heute zumeist Kaiserschnittentbindung
BLS	Basic Life Support – Basismaßnahmen der Wiederbelebung

Begriff	Erläuterung
Brudzinski-Zeichen	Meningitiszeichen: bei passivem Vorbeugen des Kopfes werden reflektorisch die Beine in den Kniegelenken angewinkelt
Brugada-Syndrom	angeborene Kardiomyopathie mit plötzlichem Herztod aufgrund einer Rhythmusstörung
Call fast	erst nach einem initialen Reanimationsversuch das Kind zwecks Notruf verlassen (Vorgehen bei Atemstörung und Kindern)
Call first	nach Feststellung der vitalen Bedrohung notfalls Patienten sofort verlassen und Notruf absetzen, erst dann Beginn der Reanimation (Vorgehen bei Erwachsenen und kardialen Ereignissen)
C-Griff	mittels eines aus Daumen und Zeigefinger geformten „C" wird die Beatmungsmaske auf das Gesicht des Kindes gedrückt
Charrière	Maß für den Außendurchmesser von Tuben, Kanülen und Kathetern, abgekürzt Charr; äußerer Tubusdurchmesser : Innendurchmesser × 4 + 2 = Charrière
Cook-Nadel	Nadel zur intraossären Punktion
Cornelia-de-Lange-Syndrom	Syndrom mit vielen Fehlbildungen und geistiger Behinderung
CPR	„cardiopulmonary resuscitation", kardiopulmonale Reanimation (Herz-Lungen-Wiederbelebung)
Cuff	Ballon am Ende des Endotrachealtubus zur Abdichtung
Cushing-Trias	Zeichen bei Hirndruck: Bradykardie – Hypertension – Atemmusterstörung
Dammschnitt	Einschneiden des Damms unter der Geburt zur Erleichterung des Kopfaustritts (z. B. 45° vom Anus weg)
Dammschutz	unter Geburt wird die Durchtrittsgeschwindigkeit des Kopfes etwas gebremst, um den mütterlichen Damm zu schützen
Delir	akute psychische Störung mit organischer Ursache: Bewusstseinsstörung/Desorientierung/Denkstörung
DOR-Manöver	Maßnahme bei der orotrachealen Intubation: Kehlkopf vom Helfer **d**rücken und nach **o**ben und **r**echts bewegen lassen

Begriff	Erläuterung
Down-Syndrom	3-fache Anlage des Chromosoms 21 („Trisomie 21") mit verschiedensten Fehlbildungen
Druckverband	Verbandstechnik bei stark blutenden Wunden.
Durchschneiden	in der Geburtshilfe Bezeichnung für das Sichtbarbleiben des kindlichen Kopfes auch außerhalb einer Wehe
Dyspnoe	Atemnot
Easycap	Einmalartikel zur Bestimmung von Kohlendioxid in der Ausatemluft
Einschneiden	in der Geburtshilfe Bezeichnung für das erste Sichtbarwerden des kindlichen Kopfes während einer Wehe
Enuresis	Einnässen
EPH-Gestose	schwerer Schwangerschaftszwischenfall mit Ödem (**E**dema), **P**roteinurie und **H**ypertonie (= Präeklampsie)
Episiotomie	Dammschnitt zur Verhinderung des unkontrollierten Einreißen des Damms unter der Geburt (z. B. 45° vom Anus weg)
Eröffnungsperiode	anfängliche Geburtsperiode mit Eröffnung des Muttermundes durch Wehentätigkeit
Esmarch-Handgriff	Notfallmaßnahme zum Freihalten der Atemwege bei Bewusstlosen: der Unterkiefer wird nach vorne geschoben und dadurch die Atemwegsverlegung durch die zurückfallende Zunge behoben
$etCO_2$	endtidale CO_2-Konzentration – spiegelt in etwa den Kohlendioxidgehalt im arteriellen Blut wider
Exsikkose	Austrocknung
Facharztstandard	Standard, der von einem „normalen Facharzt" in seinem Fachgebiet einzuhalten ist
Fallot-Tetralogie	komplexe Herzfehlbildung aus: 1. Pulmonalstenose, 2. Ventrikelseptumdefekt (VSD), 3. Dextroposition der Aorta, 4. Rechtsherzhypertrophie
Fieber	Erhöhung der Körperkerntemperatur auf > 38 °C
FiO_2	Sauerstoffanteil in der Inspirationsluft

Begriff	Erläuterung
fokale Zeichen	neurologische Zeichen, die auf Schäden in bestimmten Hirnarealen (Focus) schließen lassen: z. B. halbseitige Gesichtslähmung
Fontan-Zirkulation	operative Korrektur bei nur einem funktionierenden Ventrikel, dieser versorgt den Körperkreislauf, durch einen Kurzschluss wird die Lunge durchblutet
Fritsche-Lagerung	Lagerung bei vaginalen Blutungen mit Überkreuzung der Beine – so werden stärkere Blutungen rascher erkannt
Frühgeburt	definiert als Geborenes vor der 37. SSW, Komplikationen steigen vor allem bei Geburten vor der 32.–28. SSW stark an
Giemen	asthmatisches Geräusch, ähnlich einer fauchenden Katze
Glasgow-Koma-Skala	Komatiefeneinteilung
Goldenhar-Syndrom	komplexe Fehlbildung mit zu erwartenden Intubationsschwierigkeiten
Guedel-Tubus	Hilfsmittel zur Maskenbeatmung
Heimlich-Handgriff	Rettungsmaßnahme bei Verlegung der Atemwege: durch Druckausübung im Oberbauch soll ein Fremdkörper aus den Atemwegen gepresst werden
Hyperglykämie	zu hoher Blutzuckergehalt im Blut (>> 140 mg%)
Hypoglykämie	zu niedriger Blutzuckergehalt im Blut (< 60 mg%)
Hypothermie	zu niedrige Körperkerntemperatur
Hypoxie	zu geringer Sauerstoffgehalt (im Blut)
Invagination	Einstülpung eines Darmanteils in ein anderes → Darm-verschluss
Jamshidi-Nadel	Knochenmarkpunktionsnadel/Intraossärnadel
Kapnometrie	Messung des Kohlendioxids in der Ausatemluft (etCO_2)
Karpfenmund	Mundstellung („wie beim Kuss") infolge Krämpfen bei Hyperventilation
Kawasaki-Syndrom	fieberhafte Systemerkrankung mit durch Gefäßentzündungen verursachten Durchblutungsstörungen

Begriff	Erläuterung
Kernig-Zeichen	Meningitiszeichen: bei Hüftbeugung kann das Knie nicht mehr gestreckt werden
Klippel-Feil-Syndrom	Fehlbildungssyndrom der Halswirbelsäule (Intubationsschwierigkeiten)
Koma	Bewusstlosigkeit; Einteilung in verschiedene Grade nach klinischen Gesichtspunkten bzw. nach Ursache (z. B. diabetisches Koma, urämisches Koma)
Kompartment-syndrom	durch erhöhten Gewebedruck in einem durch Haut oder Faszien abgeschlossenen Bereich kommt es zu Durchblutungsstörungen
Krupp-Syndrom	Atemnotanfall bei Diphtherie
Larynxmaske	Atemwegshilfsmittel, bei dem eine aufblasbare Manschette über den Kehlkopf geschoben wird
Larynxtubus	Atemwegshilfsmittel, bei dem Speiseröhre und Mundhöhle gegen den Kehlkopf abgedichtet werden und so eine Beatmung möglich ist
Leopold-Handgriff	Untersuchungsgriffe des Geburtshelfers
LGL-Syndrom	Lown-Ganong-Levine-Syndrom, Präexzitationssyndrom – zu schnelle Erregungsübertragung vom Herzvorhof zur Kammer durch eine Kurzschlussverbindung
Long-QT-Syndrom	seltene Erkrankung mit verlängertem QT-Intervall mit dem Risiko des plötzlichen Herztodes
Magill-Zange	gebogene Zange zur Instrumentation im Rachen (nasale Intubation, Fremdkörperentfernung)
Mekonium	Kot des Fetus
Methämoglobin	durch Gifte in seiner Struktur geänderter roter Blutfarbstoff mit erschwerter Sauerstoffabgabe
Nachgeburtsperiode	Zeit bis 2 Stunden nach der Geburt
Nager-Syndrom	Fehlbildungssyndrom des Gesichts (Dysostosis acrofacialis)
Neuner-Regel	Regel zur Bestimmung der verbrannten Körperoberfläche
Organisations-verschulden	Verschulden durch unzureichende Organisation des Betriebsleiters. z. B. fehlendes Absauggerät auf dem NEF

Begriff	Erläuterung
PEEP	„positive endexspiratory pressure"; am Ende der Ausatmung verbleibt ein Restdruck in den Atemwegen
Petechien	stecknadelkopfgroße punktförmige Blutungen an der (Schleim-)Haut
Pfaundler-Hurler-Syndrom	Mucopolysaccharidose mit multiplen Skelettfehlbildungen (Dysostosis multiplex)
Pfötchenstellung	charakteristische Fingerstellung bei Hyperventilation
Pierre-Robin-Syndrom	Syndrom aus kleinem Unterkiefer, Gaumenspalte und verlagerter Zunge
Präexzitation	vorschnelle Erregungsüberleitung zur Herzkammer durch Kurzschluss
Präoxygenierung	Auffüllen der Lunge mit Sauerstoff vor einer Narkoseeinleitung
Pseudokrupp	stenosierende Laryngotracheitis mit charakteristischem Atemgeräusch
Pseudoperitonitis diabetica	extrem hohe Blutzuckerspiegel verursachen stärkste Bauchschmerzen
Pulsoxymetrie	Messung der partiellen Sauerstoffsättigung (SO_2)
Puppenkopf-phänomen	normaler Hirnstammreflex: Blickstabilisierung bei Kopfbewegungen
Rekapillarisierungs-zeit	Zeit nach Druck auf Nagelbett bis zum erneuten Rosigwerden
Sauerstoffsättigung	prozentualer Anteil an sauerstoffgesättigtem Hämoglobin im Blut
Schädellage	Geburtslage mit („Schädel voran")
Schnüffelstellung	wie beim Schnüffeln ist der Kopf gerade nach vorne gestreckt (erleichtert Intubation)
Schütteltrauma	schwerste Kopftraumatisierung bei Säuglingen durch Schütteln
Sekundärtransport	Verlegung eines Patienten von einem in ein anderes Krankenhaus
Sellick-Handgriff	Druck auf Kehlkopf zur besseren Sichtbarkeit bei Intubation

Begriff	Erläuterung
SIDS	„sudden infant death syndrome" – plötzlicher Kindstod
Silent Chest/Lung	schlimmes Zeichen im Asthmaanfall: kaum hörbares Atemgeräusch
SSSS	„staphylococcal scalded skin syndrome" – Hauttoxikose bei Säuglingen
Stevens-Johnson-Syndrom	schwerste Arzneimittelreaktion mit großflächiger Hautablösung
Stickler-Syndrom	Bindegewebserkrankung mit multiplen Fehlbildungen
Stridor	Atemgeräusch durch Enge in extrathorakalen Atemwegen „wie Seelöwe"
Switch-Operation	Vertauschen („switch") falsch angelegter Gefäßabgänge am Herzen
Treacher-Collins-Syndrom	erbliche Erkrankung mit Gesichtsfehlbildungen
Übernahme-verschulden	Verschulden aufgrund der Übernahme einer überfordernden Aufgabe (z. B. Notarztdienst ohne vorhandene Fachkunde/Zusatzbezeichnung)
Vagus-Manöver	Techniken zur Auslösung eines Vagusreflexes (z. B. bei Tachykardie)
Vitalzeichen	Zeichen des Lebens
Wendl-Tubus	Nasenschlauch als Atemwegshilfsmittel bei Bewusstlosen
Wiedemann-Beck-with-Syndrom	genetisch bedingtes Großwuchssyndrom (Intubationsschwierigkeiten)
Wilson-Ableitung	EKG-Brustwandableitungen V1–V6
WPW-Syndrom	Wolff-Parkinson-White-Syndrom; Präexzitationssyndrom – zu schnelle Erregungsübertragung vom Herzvorhof zur Kammer durch eine Kurzschlussverbindung
Zyanose	Blaufärbung des Blutes: sichtbar ab 4 g% sauerstoffarmes Blut (Hb 12 g%: $SO_2 < 75\,\%$)

11 Sachverzeichnis

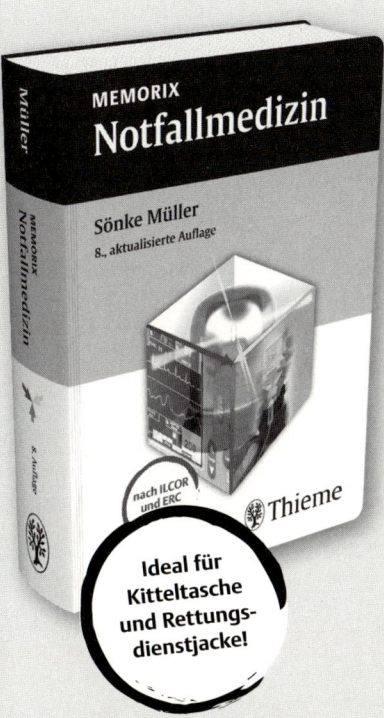
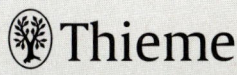

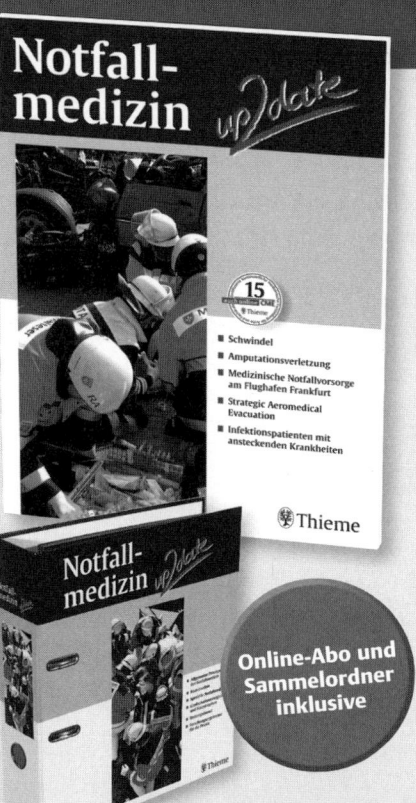

Notfallkarte Kinder

Alter	Neugeb.	6 Mon.	1 J	3 J	5 J	8 J	12 J	15 J
Gewicht (kg)	3,5	7	9	15	20	28	40	50
Größe (cm)	50	70	75	95	110	130	150	165
Normwerte **Herzfrequenz/min**	140	120	110	105	105	130	95	80
Normwerte **RR (mmHg)**	75/50	80/50	95/65	100/60	100/60	110/60	115/60	120/65
Normwerte **Atemfrequenz/min**	40–50	30–40	20–30		16–20		14–16	
Normwerte **Atemzugvolumen (ml)**	20–35	40–100	150–200		300–400		400–500	
Tubusgröße Ø innen (mm)	3,0	3,5	4,0	4,5–5,0		6,0	7,0	7,5
Ø außen (Charr)	14	16	18	20–22		26	30	32
Länge (cm) oral	8–11	11–13	13	14–17		19	20	22
	ungeblockt					geblockt		
Defibrillationsenergie Joule (4 J/kgKG)	15	30	40	60	80	120	160	200
Herzdruckmassage Druckpunkt	unteres Sternumdrittel						Sternummitte	
Kompressionstiefe (cm)	1,5	1,5–2,5			2,5–4		ca. 5	
Frequenz/min	120	100						